牛津非常短講 012

A Very Short Introduction

Rob Boddice

PAIN

葉佳怡 譯

羅伯・布迪斯

痛

目次

配圖列表

騎在他背上》(約一八九六)。(Wellcome Library/CC-BY 4.0)

9 閘門控制理論(一九六五)。

10 貝爾,《角弓反張》(一八〇九)。

致謝

多年來，我一直處於「痛苦」的世界中，沒有個人、專業和機構的大力支持，我不可能撐過去。撰寫本書的直接動力來自科斯格羅夫（Mary Cosgrove），她當時正在柏林馬克斯普朗克人類發展研究所的情感史中心（Center for the History of Emotions）進行訪問。本書的大部分內容是在該研究所，尤其是費蕾芙特（Ute Frevert）的慷慨支持下才得以完成；研究部分則大都是在蒙特婁麥吉爾大學的奧斯勒醫學史圖書館進行。如果沒有二〇一一二年在伯克（Joanna Bourke）的指導下參加伯貝克疼痛計畫的研究員邀請，我不可能寫出這樣一本書。我爲疼痛計畫組織的討論會，有助於指引我理解關於疼痛整體及不同學科的觀點，並讓我認識了許多來自各個知識領域的疼痛學者。我非常感謝我主編的《現代歷史中的痛苦與情感》書中諸位作者的貢獻。在這個過程中，我也從戈柏格（Daniel Goldberg）、拉賈瑪尼（Imke Rajamani）、施羅爾（Frederik Schröer）、溫曼（Michael Weinman），以及澳洲研究委員會情緒史卓越中心墨爾本據點的成員那裡獲得了寶貴的見解。莫里斯（Tony Morris）幫助本書得以出版。牛津大學出版社的梅農（Latha Menon）鼓勵這個計畫，並在文稿修改上發揮重要作用。感謝德國研究協會資助我的疼痛研究，感謝呂克（Martin Lücke）在柏林自由大學以專業的熱情接待我。除了在整個寫作過程中提供情感、道義和智識上的支持，奧爾森（Stephanie Olsen）無意中還爲我提供了與患有慢性疼痛的人一起生活的第一手經驗。我衷心希望本書的出版能在各方面成爲一種痛苦的釋放。

導論

什麼是「痛」？我們很常假定所有人都知道這個問題的答案。我們都曾撞傷腳趾、釘釘子時不小心敲到大拇指，又或者有過頭痛的經驗。成千上萬的人都知道背痛是什麼感覺。另外還有其他成千上萬的人知道癌症以及治療癌症帶來的疼痛。直覺上來說，疼痛的存在似乎能被隱約理解，但又不讓任何嘗試描述的人得逞。對很多人來說，只要承認痛的存在就夠了，不需要知道更多。

不過對許多其他人來說，尤其是醫學界，痛仍是個神祕又令人挫敗的謎團。國際疼痛研究學會（IASP）是一個由波尼卡（一九一七—一九九四）於一九七三年創立的非營利組織。波尼卡早年職業摔角手生涯為他留下了終生的慢性疼痛問題，因此成爲美國疼痛治療研究的先驅。國際疼痛研究學會的宗旨是促進廣泛醫學領域的疼痛研究，其目前關於痛的「官方」定義及其出版期刊《痛》

的指導原則如下：「痛是一種令人不適的感官及情緒經驗，跟實際或潛在的組織損傷有關，又或者會透過這類損傷的相關詞彙來進行描述。」因爲各式各樣的理由，許多人都認爲這個定義並不適切或甚至有誤導嫌疑。痛的性質就是難以預測，而且沒有任何供人測量或治療的標準。痛和許多令人迷惘的社會及文化參數綑綁在一起。對於受到不同程度傷害的人而言，痛常在理論上不該出現時出現，卻又在人們假定會出現時不見蹤影。另外還有那些受慢性疼痛所苦的人，我們始終很難在他們的主訴與任何特定傷勢或病變之間找到關聯，就連間接相關的可能性都找不到，而藥物對這樣的人似乎也沒有幫助。此外，還有人會在沒有受傷時抱怨自己有地方在痛。像是情感受傷啦、心都碎了的這類說法，能間接幫助我們對痛的運作模式及意義獲得更深入的理解嗎？想要根據跨學科領域針對疼痛的綜合描述爲「痛」做出明確定義，反而掩蓋了「痛」流動多變的本質。

痛已成爲現代最具挑戰性的醫學謎團，包括痛的運作模式（痛的機制）、治療方式，還有所代表的意義（痛的體驗）。近幾十年來，我們對身體及情緒疼痛的理解都有了大幅度躍進。當代疼痛專家斷言有所謂痛的「生理心理及社會」（biopsychosocial）模型存在，在這個模型中，身體、心靈和許多社會參數緊密相關，共同造就了我們的集體疼痛體驗。任何關於痛的陳述只要去除這三個參數——生理、心理和社會——其中一個或兩個，就無法幫助我們在理解疼痛現象時獲得滿意的答案。不過在大半的疼痛現代醫學史中，心理元素常被抽象化爲生理徵狀的附屬物。相當常見的情況是，醫生找不到造成慢性疼痛患者苦難的足夠生理原因時，就會開始懷疑他們的「性格」問題。如果說生理參數沒有受到足夠的重視或充分理解，社會及文化參數更是直到相當晚近仍或多或少遭到忽視。令人驚訝的地方在於，若我們綜觀歷史和整個世界，大多數受疼痛所苦之人，都對於自身的困境抱持著生理、心理及社會的認知，就算他們無法清楚地將其描述出來。

正因如此，我在《痛：牛津非常短講》中把眼光放得很遠。關於疼痛的知識很多，其中大多具有歷史意義，足以幫助我們定位當代相關的醫學陳述跟過往理解之間的相對關係。爲了理解痛的本質，我們必須了解疼痛體驗的各種可能性。沒有人可以不證自明地化約痛的本質，因為痛總有其所處脈絡。我們溝通的方式（也就是我們賦予痛的標籤），還有我們將其概念化的方式（也就是我們看待〔尤其是他人〕疼痛的方式），會極為關鍵地影響人們如何去體驗痛。本書會從身體、神經、神經科學，還有功能性磁振造影（functional Magnetic Resonance Imaging, fMRI）等方面來討論，還會討論到內源性類鴉片（endogenous opioid）以及非處方止痛藥有效的理由。不過這一切討論都要先引入痛的語言、文化及歷史變異性才有可能成立。這些變異性就算在機械論觀點興起後也不會消失，而是會持續存在並偶爾挑戰、偶爾補強這些觀點。

這本書也不會完全只停留在第一手的痛覺討論。為了解決我們如何認知、理解並體驗他人痛覺的問題，我們也需要談到痛的歷史以及現代醫學針對痛所做的研究。痛覺要怎麼看待？對他人的疼痛付出同情心或同理心的立論基礎是什麼？同理疼痛在事實上真的跟第一手的疼痛體驗一樣嗎？當代有許多探討疼痛的手法都希望去處理身體與情緒、肉體與心靈，以及大腦與世界的糾葛，而這些提問都是其中不可或缺的一部分。

這種整體性的關注能讓我們在「痛」的世界中站穩腳步，在這個世界中，痛的表達就跟痛的體驗及建立痛覺敏感度的科學討論一樣重要，前者甚至偶爾成爲導致後兩者複雜化的參數。我們不只必須透過生理學正向地去看待疼痛，也應該反省我們對疼痛的一般性認知。大多時候，看待疼痛、苦難、悲慟和哀痛的方式就是要去理解、去深入其中。

但有時對我們來說，疼痛就是晦澀、怪異又難以理解。相反地，有時我們認定是疼痛的事物，也可能在進一步檢視後發現完全不是。

人們會透過不同方式傳遞出痛覺，可能是尖叫或保持沉默，也可能是咬緊牙根或流下眼淚。有許多著名例子用各種武器來比喻疼痛，或者是這些武器所造成的嚴重傷害，不過人類的想像力太過豐富，不可能光靠語言文字來描述。因此疼痛成爲了繪畫和雕塑，甚至被捕捉在影像中。疼痛從畫廊的牆面伸出手來，摧毀了藝術家的痛苦與觀者對那份痛苦的間接認知之間的時空距離。如果人類是有同理心的生物——如果人們眞有付出同理心的能力——那麼透過有明確脈絡定義且專屬於特定文化的方式，人們一定會意識到我們身旁總是環繞著各種表達痛的說法。我們必須透過如此間接的方式去理解這個痛的世界，而這也是人類作爲一個物種試圖解釋痛的其中一個謎團。就讓我們繼續走上這條追尋之路吧。

第一章 痛的概念

若是試圖在醫藥史專門圖書館瀏覽書架尋找有關疼痛的書，你會驚訝地發現，關於麻醉藥歷史的書籍遠多於疼痛史的書籍，就跟我在蒙特婁的奧斯勒圖書館看到的一樣。在現代醫藥科學對麻痺知覺技術的稱頌中，充滿了戰勝、征服疼痛的描述。不過這些稱頌也有奇妙之處，因爲這些有關麻醉藥的作品首先都會宣稱，疼痛一直到十九世紀中期都還是身而爲人的核心體驗。痛就跟死亡一樣，是生命要面對的必然。因此，跟痛的歷史相比，麻醉藥的歷史才應該相形見絀。即便到現在這個止痛藥風行的年代，我們想讓疼痛消失的一切努力，仍無法完全克服疼痛的堅韌及頑強。因爲只要止痛藥的藥效消失，實際或潛在的疼痛還是屹立不搖。我們還在無止盡地生產有關麻醉藥及疼痛管理的書籍和文章，也是間接暗示了疼痛仍是一種必然。

痛的語彙

關於疼痛，首先要說的是，我們要對付的不是一種沒有時間性的單純機械現象。痛一直是以各種形式存在於各種地方。儘管這本非常短講最終會以當代西方醫學目前對疼痛的理解及相關處置作結，但爲了要完成這個目標，首先需要的仍是針對疼痛進行看似不熟悉或古怪的陳述。我們必須理解痛的語彙以及痛在歷史的概念範疇。因此，英文當中的「痛」(pain）一字並不夠用。現代英文將痛（身體上的痛感）從受苦的概念獨立出來，也讓痛跟後者所有相關的情感內涵脫鉤。我們或許常會透過談論受傷的感受或哀痛的痛苦，來重新引入一種概念上的滑移，不過現代醫學論述的目標一直是力求一個仔細分類的概念標籤。這點或許正在改變。但此刻就讓我們回到古代，想像一個身體疼痛以及我們所謂或許是衍生自情感的疼痛之間，沒有清楚界線的世界。這些靈魂的疼痛、普遍而言的苦難，又或者激情受難所帶來的痛苦，可能就跟戰爭帶來的傷勢一樣疼痛，或甚至更痛。

古希臘許多形容疼痛和受苦的詞彙常會出現彼此重疊的情況，其中最主要的是代表身體疼痛，以及哀傷、病痛或悲慘的詞彙，「algos」。荷馬筆下的阿基里斯之怒，讓「algos」降臨在了古希臘民族阿該亞人（Achaeans）的身上，而《荷馬史詩》的描述中確實沒有將苦難和疼痛清楚劃分開來，除非是爲了強調身體劇痛會過去，但靈魂層面的苦難則會激烈地長久持續。現代觀念偏好心靈與身體的二元論傳統，但這在處理希臘文中的「algos」時並不公平，就像我們將語言及思想的概念分開的做法，對「logos」這個希臘字彙而言也不合理。二元傳統帶來的影響及缺點常會阻礙我們，但在理解西方現代性的疼痛概念時又是不可或缺的存在。不過，或許我們透過世俗用語去思考會比較好，而不是使用專門化的醫學或哲學詞彙。在英文當中，每當我們受到輕視、因爲挫敗而崩潰，又或者在愛情中失望時，我們會像荷馬一樣談到「受傷」或「痛苦」。二十世紀治療疼痛的專家會將這些說法視爲隱喻，但打從古代存續至今的語言特色確實在字面上保有了一定程度的眞相。如果我去森林裡走路時跌倒摔斷了手臂，我可能會抱怨手臂因爲受傷很痛，不過無論我的身體疼痛本質爲何，那種痛總是同時表達出計畫要有所行動的恐懼、警戒及焦躁狀態。同樣地，一位在車禍中失去家人的丈夫也會表示自己覺得很痛，當他這麼說時，大家應該要相信他的描述。

希臘人確實有辦法在必要時把身體的疼痛區隔出來，不過獨立出來的痛只是將更廣泛的苦難概念簡化後的版本。在史詩《伊利亞德》中，關於「odune」的描述始終與作為整部史詩骨架的普遍性悲慟情緒相距不遠，同樣的情況也發生在索福克里斯（卒於西元前四〇六年）的作品《特拉基斯婦女》。大力士赫拉克勒斯因為一襲毒袍緩慢死去，在漫長的煎熬中，這位主角交錯體驗了身體上的痛苦以及內心極度的悲慘（odune & algos）。在神話的描述中，他撲向了自己建造的葬禮火堆，就是為了透過燃燒「治癒」他的苦難（見圖1）。如果這些有關痛的字詞分類還不夠讓你混亂的話，英文中的「激情」（passion）也是源自希臘文中普遍使用且帶有「受苦」含意的字，不過這裡仍有些需要大家仔細注意之處。希臘文中的「pathos」原本帶有「受苦」或「體驗」的意思，但形容詞「pathetic」訴諸的卻是情感層面。在亞里斯多德（西元前三八四—三二二）

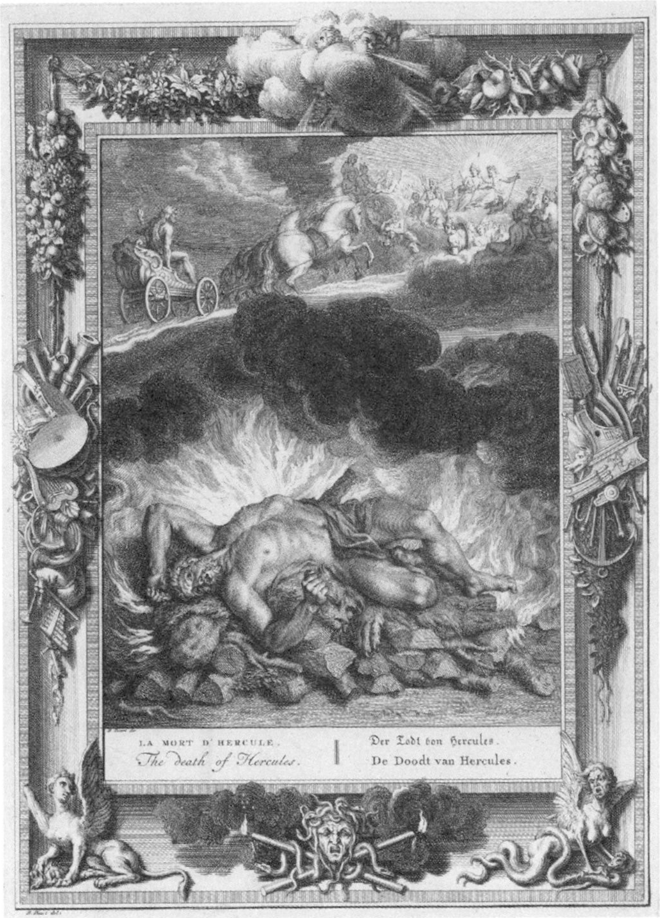
LA MORT D'HERCULE.
The death of Hercules.
Der Todt von Hercules.
De Doodt van Hercules.

圖1｜皮卡爾，《赫拉克勒斯之死》（1731）。

的論述中，「pathos」可以同時在觀衆以及創作者的內心創造出喜悅或痛苦，取決的是人們當下受到觸動的情緒爲何。在沒有受傷的前提下感受到疼痛的情況顯然存在，而且和人的各種情感狀態（affective state）密切交纏。亞里斯多德甚至進一步表示，憤怒的人是「受疼痛所苦」。在此，我們看見身體疼痛及同時發生的哀痛與惱火情緒被簡化地稱爲「lupé」。

拉丁文「pathos」的衍生字「passio」，是經由「pashein」發展出來的。由此可見，情緒與身體、苦難及疼痛的結合仍在持續。人們很容易忘記這個字詞中的身體元素，因爲英文字「passion」似乎常指的是一種情緒上的熱忱，就像是可能會在足球隊的「激情」支持者身上找到的那種狀態。其實這種顧此失彼的情況是很奇怪的。無論去哪一間教堂，你都會發現描繪耶穌受難（passion）的十字架苦路（the stations of the cross）。這裡使用的詞彙淸楚帶有「受苦」的含意。關於這點還有很多其他內容可說，不過目前至少我們有充分的理由相信，羅馬世界也保留了希臘式的將情緒和身體苦難結合在一起的傳統。沒有比斯多葛學派（Stoicism）信徒更能說明這個傳統的人了，這些人的哲學思想從西元前三世紀開始在雅典盛行，直到查士丁尼（四八三—五六五）在西元五二九年終止所有異教徒思想後才結束。對斯多葛學派的人而言，行爲才是美德的指標，因此所謂的「非理性」（alogos）熱情都遭到了否定或壓抑。根據拉爾修（西元第三世紀）的看法，導致心靈出現與天性相反的騷動的非理性熱情中包括了恐懼和哀痛，因此帶來了痛苦，而這一切都被視爲非理性的（心靈）矛盾。斯多葛學派的生活不只是壓抑或控制情緒，也拒絕去承認或關注痛的存在。但這兩者其實很少能徹底分開。就拿拉爾修在《卓越哲學家的生活》中所說：「憐憫是對不應受的苦難（憂傷）感到哀痛（身體疼痛）。」而關於身體疼痛及激情受苦的全面性體驗匯流後，與其說是產生了一種清晰呈現的感受，還不如說是在靈魂層面上各種體驗的複雜混合。

如果說羅馬人是透過「passio」強調疼痛的情緒層面，他們同時也像希臘人一樣，對疼痛的概念採取了一種整體性的觀點，包括最近被區分爲心理及生理領域的疼痛。拉丁文的「dolor」後來被保留在法文的「douleur」、西班牙文的「dolor」，還有義大利文的「dolore」。這個字可以代表生理的上的疼痛，同時也有哀痛、悲慟、悲傷和憤恨的意思。就某種程度而言，生理和心理疼痛合爲一體的狀態有被保存下來，但大多數歐洲語言都在兩者間劃出了明確界線（心理疼痛在以上三種語言中分別是「souffrance」、「sufrimiento」，和「sofferenza」）。這點在德文中也一樣，就詞源學的層面而言，德文的「Schmerz」和「Leid」就清楚區分了身體和心理的疼痛。

概念的曖昧之處

若眞要說，當代歐洲針對疼痛所做的分類受到了各種詞源衍生的混亂所苦。帕加馬的蓋倫（一二九—二〇〇／二一六）是一位影響力極大的內科醫生兼外科醫生，他爲我們留下了得以描述人類「氣質」（temeperament）的術語（字面上的意思就是「混合物」，字源來自拉丁文的「tempere」）。根據他的理論，人是由四種體液結合而成：血液（拉丁文的sanguis）、黏液、黃膽汁（kholé）還有黑膽汁（melaina kholé）。每種體液都各自跟空氣、水、火和土這四種自然元素相對應，而身體中的體液不均衡會對個體狀態造成深遠影響。體液的不均衡就是一種生病徵象，也會導致疼痛的出現。蓋倫主義者放棄了斯多葛和亞里斯多德的哲學，反而將人的精神與身體結合起來，摧毀了物質與非物質之間的界線。

體液學說對醫學史帶來了深遠影響，直到十九世紀還一直啟發著許多生理學思想。甚至是到現在，這個學說對語言的影響仍然存在。霍亂這個疾病的英文名稱（cholera）一開始是從希臘文音譯成拉丁文，其原意就是過多的黃膽汁。不過在法文和西班牙文中，「colère」和「cólera」的意思是「怒氣」。根據亞里斯多德以及後來塞內卡的說法，怒氣是以一種疼痛的感覺存在，其中還混雜著想復仇的渴望。不過幸好有蓋倫的學說，我們一般視為非物質的情緒才能在歷史上的大多時候被視爲根源於身體的存在

同樣地，過多的黑膽汁會讓我們「鬱悶」（melancholy），而事實證明這是病理性障礙中極爲不穩定的一個分類。舉例來說，柏頓（一五七七—一六四〇）在著作《憂鬱的剖析》（一六二一）中，深信身體的苦難是由各種鬱悶所造成，

而所謂的鬱悶是被當作一種極爲強烈的不適感。時至現代，鬱悶成了憂鬱（depression，這是非常晚近才出現的診斷分類）的前兆，但就算病狀轉移到心靈層面，鬱悶仍保留了讓人在生理上因疼痛而失能的能耐。黏液氣質一開始指的是黏液過多或患有肝膽方面的疾病，現在卻被視爲毫無情感或淡漠的人。蓋倫曾說這種體液必須要排除，不然可能會造成嚴重的疼痛（極度的哀痛）。然而，若要重新變得「有血色」，用當代的說法就是即便發現可能遭遇困難也要保持樂觀。這樣的人通常會被說是「紅光滿面」：這個說法是用來描述人的臉上血色充沛，足以反映出這類人的正向特質。

身體的疼痛常能被歸因於體液的不均衡（任何小病都可以跟行爲及習慣密切相關，因此節制是美德，不知節制是惡習）。就拿兩個例子來說吧，科恩的著作《調節過的尖叫》（二〇一〇）記錄了薩萊諾的莫蕊斯在十二世紀晚期所描述的不同疼痛種類，其中認定特定體液是與特定等級的疼痛連結在一起。拉扯的痛（extensivus）跟黑膽汁有關、刺痛（pungitivus）和黃膽汁有關、絞痛和悶痛（aggravativus）跟黏液有關，而定點的按壓痛（infixivus）則跟血液有關。而戴考森在《苦難感》（二〇〇九）中闡述了布魯歐斯一六三二年著作《醫學實作》的內容，當中將頭痛理解爲「過多的體液從身體下部往上湧升」的結果，因此理所當然地導致了「充滿疼痛的悲傷」（painefull griefe）。

根據晚期現代性的大多數思維，醫生認爲世俗用語的不可捉摸足以當作不信任患者疼痛聲明的理由，因此偏好使用創新的機械測量技術來嘗試爲人所體驗的各種磨難本質建立出客觀標準。我在導論中曾引述國際疼痛研究學會的梅爾斯基針對疼痛做出的官方定義，他本人也曾追溯過關於疼痛的一些古老語言及概念。不過，除了發現在痛、悲傷、哀痛之間的概念滑坡之外，他的結論是這些滑坡造成轉譯上的錯誤，導致人們思考疼痛和情緒時一直認定「（兩者）彷彿就是同一件事，而這個錯誤似乎讓幾乎每個世紀有關疼痛的觀念陷入困境」。然後爲了將痛的定義（無論是感官或情緒上的痛）限縮爲與受傷有關的感知，數千年針對疼痛的理解共識遭到推翻。我們有很充足的理由去認定，即便蓋倫的分類就當代生物學的觀點而言已然過時且絕非事實，卻仍反映出二十世紀生物學在面對身體疼痛時特別抗拒的一個面向。就像與疼痛及苦難有關的古老命名系統，現代描述個體苦難的語言概念也沒有完全準備好將心理及生理分開來談，反而是全面性地放在一起理解，而且不一定跟任何身體受到的傷害有關。

用全球化的視角思考「痛」

心理和生理範疇在日常用語裡混爲一談的情況不僅限於西方文明（而西方文明也絕對沒有自外於「非西方」的影響）。正如聖安傑洛在談到晚期中華帝國（Late Imperial China）所顯示，相關詞彙透過的是「痛」、「苦」，還有混成詞「痛苦」在生理、情緒、感官及道德範疇出現大量的重疊現象，那三個詞代表的分別是「（生理）疼痛的」（painful）、「（心理）受苦的」（suffering），而結合在一起的意思則近似「悲慟／劇痛」（anguish）。當代中國把「痛」跟「氣」——一種天地間的能量場——的凝滯連結在一起，其表現形式爲血氣不順，只要有人感到劇烈刺痛及焦慮，也常認爲跟血氣不順有關。其中的關連可以在語言傳統中看見，比如「痛」的意思是「疼痛」，而「通」的意思是「流動」，而針灸的目的就是希望能讓氣血重新順暢流動。中國文化對痛的理解源自道教和儒家傳統，而此理解也是全面性的，意思是痛是身而爲人與生俱來的感受，正如身而爲人本來就是與天地合一的狀態。正如哲學家杜維明所說，人類跟其他生命相比會「更敏銳地感覺到疼痛，苦難的感受也更爲強烈」，因爲人類「最具有感知能力，因此在情緒上最爲脆弱，在心理層面最能對外界做出反應，也更能在理性層面講理」。根據傳統的中國思維，心靈／身體的二元對立觀念將肉體及情緒痛苦分開的做法根本毫無道理。

在印度，印地語的「dard」一詞可以代表不同程度的苦難，包括從不太自在到備受折磨，還有從心理的憂傷、哀痛到萬分悲慟。一九八五年的電影《男人》（意爲男人或大男子氣概之人）中的主角會宣稱「Jo mard hotā hai usse dard nahin hotā」（眞男人不會感覺痛），他指的是身體受到的砍傷和鞭傷，同時也據此精神打住了原本因爲母親死去而生出的哀悼情緒。另一個相關的字是「duhkh」，此字通常會被翻譯爲悲傷或哀痛，但也可以代表疼痛。這個源自梵文的字代表的是靈魂層面的受苦，但也可以當作一個複合詞來用，指稱從刀傷、抽筋到巨大意外所帶來的疼痛。諾貝爾文學獎得主泰戈爾（一八六一—一九四一）常用這個字來描述日常生活的煩亂、哀痛或疼痛。

「ألم」（ʻalam）在阿拉伯文中是一個普遍被使用的字，這個字可以用來指稱疼痛和受苦，也能代表隱隱作痛的感受和悲慘處境。此處的不同概念之間具有更深層的連結。語言學者馬赫曾舉例指出，突尼西亞阿拉伯文中的「怒氣」和「肉體疼痛」之間具有概念性、象徵性及具體性的相互關聯。普遍來說，疼痛在伊斯蘭世界中被視爲上帝意志所預示的一部分，此疼痛絕非意圖阻撓人們尋求慰藉，卻仍是要受苦者記得造物者的奉獻，提醒他們需要擁有強大的耐心、毅力和信念。傳統上來說，伊斯蘭世界治療疼痛的方法並沒有要對抗醫學或止痛劑的使用，只是會把焦點放在個體的精神核心、禱詞、閱讀《古蘭經》，還有冥想神性等事物上。這一切都是在幫助人們將焦點從受苦的感受中轉移開來。在一九八〇年代中期，信仰伊斯蘭教的醫師吉拉尼曾指出，西方世界在處理疼痛時（不樂意）往精神層面探索——也就是將情緒作爲理解並緩解疼痛的關鍵來探索——但伊斯蘭學者早在好幾世紀前就已經這麼做了。

總結來說，這本書所進行的研究只探討了疼痛概念及語言的粗淺層面，若要進行全球化及歷史性的研究可以再寫上好幾大冊。我展開這條語義學之路是爲了強調，我們在理解疼痛時，要注意其長久存在的概念延續性，以及這份理解中極大幅度的斷裂，激進地改變了在西方現代性中（尤其是自笛卡兒以降）感到疼痛、在疼痛時受到治療（或受到忽視），以及（在醫學上）治療疼痛的意義。此斷裂也指出關於疼痛的世俗知識及醫學專業在歷史上彼此隔絕。不過此刻可以明確說明的是，「痛」抗拒——確實是始終抗拒——被做出任何狹隘的定義。就連我們探討英語中疼痛（pain）源自拉丁文「poena」的詞源學時，都會發現這個字指稱的是「懲罰」，而非任何與疼痛相關的實質事物。要精確說明「痛」是什麼時，總會牽連出各種不符合定義但又與疼痛相關的幽魂。這種依據定義的排除（以高到驚人的頻率不停出現）顯示出一種疼痛政治學，對某些人的疼痛經驗進行驗證時至關重要，但對另一些人的疼痛體驗是無效的。

儘管當代醫藥科學已經找到大量治療疼痛及理解疼痛運作模式的新方法，新的鎮痛（analgesic，來自希臘語！）策略及知識體系仍努力想要完整解釋疼痛的各種可能含義。這裡討論的說到底並非語義學，而是人的經驗。語言學的遺產顯示人們對於自身生活中的疼痛體驗隱約有著全面的理解。西方醫學在現代歷史中有很大一部分在抗拒人的日常經驗、世俗口語的認識論，還有現象學（或許因爲不是用我現在用的這種專業術語來表達）。醫學偏好的是探討狹義的定義，目的是要能符合針對人類的機械論及二元論理解。而情勢究竟是如何走到這一步？現在又正經歷什麼樣的改變？正是以上兩個提問構成了以下有關疼痛史及連帶體驗的驚人故事。

第二章 痛與虔誠

痛與基督教實踐

Ecce Homo：看哪，這人！這是彼拉多（卒於西元三十七年）在將渾身是血、備受折磨又痛苦的耶穌釘上十字架之前，向圍觀群眾展示耶穌身體時所說的話。跟這個場景有關的許多畫面都成爲高尚受苦的象徵，在耶穌忍受身體痛苦一事上也具有神學的重要性。耶穌在此刻所呈現出的**受難**（passion）姿態在藝術世界中以「苦人」（vir dolorum）的形象保存了下來，又或者有時被賦予「憂患之子」（Schmerzensmann）的名稱。海特亨・托特・信・揚斯（一四六五—一四九五）是早期荷蘭畫派的畫家，他創作出一幅特別精緻的《憂患之子》（請見

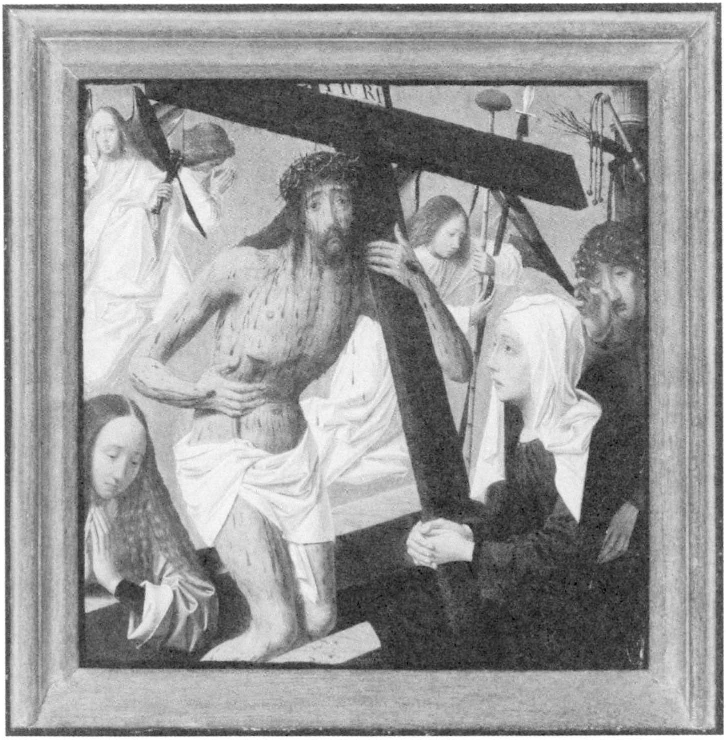

圖2｜海亨特，《基督是憂患之子》（約1486）。

圖2），其中包含在神學層面常見的錯誤描繪。他畫作中的耶穌身邊環繞著懲罰他的工具（包括鞭子和樺條），荊棘頭冠邊緣還流下了血，身側還有釘到十字架之後才會出現的傷口，雙手也已有了穿刺傷。有意思的是，因爲有這些被釘過十字架的傷口，耶穌在觀者心中呈現出的是背負著十字架的形象。不過除了這些有關身體創傷的明顯證據之外，海特亨所描繪的耶穌表情又是如何呢？那不是一個承受著身體疼痛之人會有的咬牙切齒、又或是瞇起雙眼的蒼白模樣，而是一種悲傷或哀痛的表情。他描繪出的是一種超越身體感受的傷痛，而耶穌身旁目睹一切的哀痛群衆和天使的表情也呼應了這種情緒。那些傷口、血，以及武器都是引發大家省思受苦得以超越世俗肉體而昇華的圖像。二十一世紀的觀者或許能毫無困難地認出那個表情代表的是哀痛，但確實需要花費額外的心力才能理解這份哀痛的意義及脈絡。

從羅馬世界一直到十七世紀反宗教改革的時期，「痛」在基督宗教的實踐中一直都是用來穩固信仰的關鍵力量，而且其意義還不僅止於此。正如史學家莫斯科索和其他人所指出，痛是中世紀及早期現代基督徒信仰虔誠的基礎，是爲了模仿基督受難的終極痛苦而進行苦修的一部分。那不只是一種要忍受的痛，還是要去追尋的痛，而且要用各種可想像的方式予以強化，有時甚至是眞的將其神聖化。在基督教殉道者的人生中，各種模仿受難的舉動都備受推崇，而他們在面對恐怖折磨時的淡然容貌被當作是聖人插手干預的證據，但同時又矛盾地得以作爲他們的決心超越常人的證據：總之是足以證明此人信仰堅定且人性堪爲楷模的作爲。在此同時，中世紀及早期現代的司法與刑法體系也參照了這些折磨人的手法。早在人們從演化觀點將「痛」視爲有用的存在之前，它在道德、精神及司法層面就已經被認爲很有用處了。

對於中世紀及早期現代的基督徒而言，痛、受苦及基督受難是生命之所以有意義的關鍵特徵。人因爲墮落而必須面對的後果是夏娃承受的憂傷倍增，而且必須在疼痛中爲世界帶來孩子（疼痛在拉丁文的《聖經武加大譯本》中寫作「delore」、在希臘文的《七十士譯本》中寫作「lupais」，而在希伯來文中是「etzev」）。亞當受到的詛咒則是必須痛苦勞動（labour）以從大地收穫食物。在《創世紀》第三章第十六節與第十七節的經文中，勞動（苦幹，或工作）的概念和痛、哀痛及悲傷彼此交纏。而生產過程之所以稱爲「分娩」（labour）也不是毫無理由，這個詞可以被解讀爲「痛」的直接同義詞。有時世俗口語的說法無法好好說明原本詞彙的豐富語義，但我們顯然足以透過以上說明認識到，（基督教的）宗教生活其實受到實際上正在感受和卽將感受到的有意義疼痛所主宰，特別是中世紀及早期現代的宗教生活。

在人類的漫長歷史中，宗教虔誠者主動追尋著痛及受苦的體驗，希望以此作爲他們信仰虔誠且（一定程度）確保他們得以獲得最後救贖的證據，這個看法挑戰了將一切疼痛視爲邪惡的觀點。就連「虔誠」（piety）這個詞彙都在語言學方面跟奉獻及受苦的概念緊密交纏。**聖殤**（pieta）這個字最常被用來形容聖母瑪利亞抱著死去耶穌身體哀悼的場景，而憐憫（pity）本來的含意是一種受苦或同情，兩者在詞源學上都跟虔誠（piety）有關。基督的精神受苦由是透過肉體受苦呈現了出來。爲了像基督一樣，信仰奉獻之人找出各種讓自己承受類似苦難的方式，並透過克制肉體的各種欲望來獲得和神在靈魂層面相交的可能性。中世紀和早期現代有很多關於「師主」（imitatio Christi，效法基督）的描述，其中展現的是一種超脫世俗的追尋，人們會盡情追求身體的疼痛直到任何世俗考量逐漸失去重要性，轉而把焦點完全放在凝視內在的靈魂悲慟以及與基督之間的親密連結。儘管將模仿基督受苦視爲至高無上的價值及人生目標的做法已出現許多改變及不同意見，疼痛本質上具有用處的觀念仍可謂歷久不衰。

在宗教改革之前的天主教世界中，甚至是在改革後的歐洲天主教信仰中心，基督身體上的極端受苦，意味著靈魂受苦的程度。這份苦難的重量象徵的是人性之罪的集體重量。我們現在都知道這樣的受苦很難呈現。於是希望描繪基督所受無形煎熬的那些人，只能將焦點轉向身體及臉部的表情，藉此投射出他們對終極疼痛的理解，但結果通常是詭異地將臉部的淡然表情跟身體過度誇張的毀壞程度並置。其中一個最特別的例子出自神聖羅馬帝國，大概創作於十七世紀初期（圖3），這個例子說明了當時普遍認爲需要透過怵目驚心的肉體崩毀才能讓觀者理解基督所承受的痛。另外，透過冷靜、下垂的臉龐來強調這些傷勢不過是一種比喻性手法，目的是讓凡人稍微理解基督在靈魂層面所承受的苦難重量。許多其他描繪十字架上的基督的作品都會畫出身側的矛傷，那是

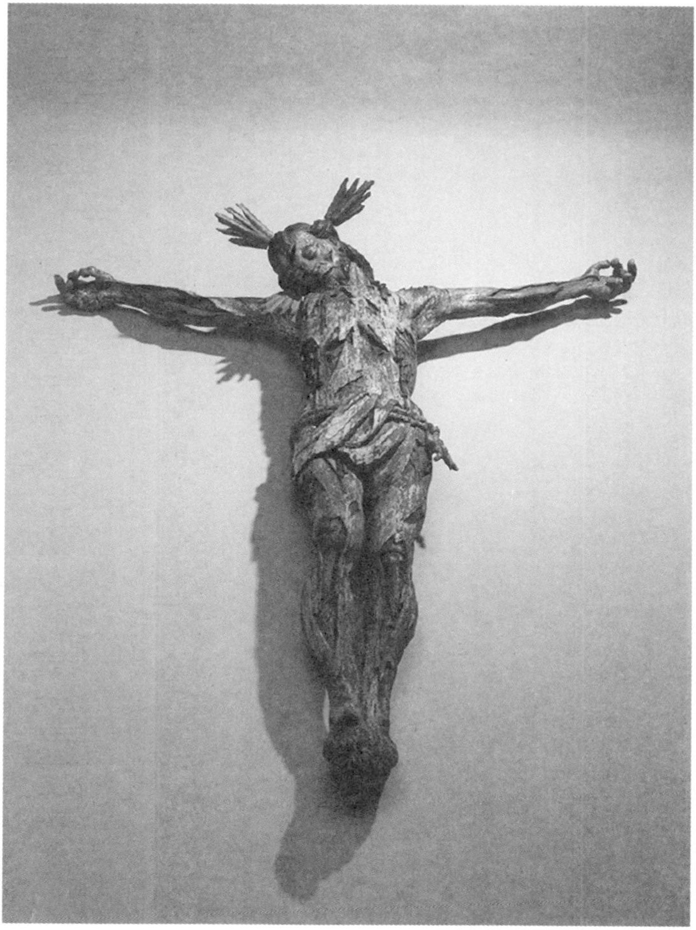

圖3｜《十字架上的基督》(17世紀)。

爲了確認基督已死的傷口，不過卻讓這個雕塑所捕捉的片刻顯得曖昧不明。畢竟神學的正統描述中不會出現基督四肢的皮膚被剝落並露出骨頭或全身各部位出血的狀況。不過這種將臉部平靜表情跟肉體受到極端懲罰組合起來的方式，在描繪聖人時是很典型的做法。這類懲罰手段也示範了異端者、罪犯和女巫可能會受到何種不尋常的殘酷對待。

要重現基督的苦難畫面不是不會碰到神學上的困難。內容晦澀難懂的《彼得福音》中只有一些相關片段留存下來，其中指出基督在被釘上十字架時保持沉默，「就彷彿沒有疼痛」，但這點也讓部分論者質疑基督的人性。如果基督眞的是以人的形式存在，那他面對疼痛的堅忍就是在展演一種高尚偉大的自制力，又或者是面對實質磨難時控制心靈及精神的絕佳能力。然而，要是基督受審及被釘上十字架的過程中確實沒有受到任何痛苦，那麼那份高尚的決心也就不復存在。

人類的痛苦完全比不上基督爲了人類所受的苦難，但追隨基督擁抱痛苦可以抵消人類的罪，並因此減少死後必須經受的苦難。就此而言，許多人認爲痛苦是一種祝福，或是一種徹底的善，因爲能保證人們在死後更快速地獲得救贖。根據這種觀點，想追求對疼痛完全麻木的人生可能會成爲一種異端行爲，儘管感到疼痛的人無疑會去尋求解方，而且通常也眞的會找到。但是，高尚以及特別虔誠的人會讓自己堅忍地和痛苦共存或撐過疼痛。生產是上帝的旨意，痛苦的疾病是神的賜予。正如科恩曾在《調節過的尖叫》中指出，這種神學立場是藉由天命無所不在的觀念來合理化苦難總是具體又普遍存在的唯一方法。於是我們得以解釋那些基督教殉道者的淡然表情以及各種堅忍的故事，因爲他們在迎接自身宿命時抱持的信念是：恐怖的懲罰只會提高他們之後獲得的報償。修道院中的修士或修女擁抱的是苦行的困頓生活，其中充斥著簡陋的剛毛襯衣、飢餓和鞭刑（之後成爲紀律〔discipline〕，這個術語代表鞭子從原本的打背改成具有管教風格的打屁股），而這一切的目的是爲了讓他們準備好面對死亡和死後的生命。痛的烈火應該受到歡迎，因爲痛被認爲擁有使人振奮、淨化的各種特質，而受淨化的靈魂會更靠近神。

酷刑與懲罰

從歐洲的羅馬時代直到早期現代，痛在精神層面有其用處的觀念爲執行酷刑及懲罰的司法體系提供了一些啟示，不過在其他情況下或許只顯得古怪又令人迷惘。採取酷刑這種做法與神學對痛的理解間接相關，痛在此前提下被認爲足以淨化罪行及獲取眞相。司法上的自白就跟心靈上的告解一樣，人們認爲要透過痛苦的過程來達成目標。不過後者在告解時經歷的是懺悔，前者則是透過折磨來獲取自白。可是就算痛是用來獲取眞相的手段，以酷刑逼供疑犯及異端分子仍有一些問題得面對。如果那名罪犯在承受想像中能讓身體感到極度痛苦的所有手段摧殘過後仍堅稱無辜呢？如果異端分子拒絕背棄他的神呢？就一般情況來說，若是選擇以酷刑來獲取眞相，面對疑似有罪者時就不太會有預先質疑對方罪行的餘地。然而，要是酷刑沒有達成目標，無論就刑法或神學的架構來說都沒有得到審問所意圖獲取的結果，就很可能推翻整個手段的合理性。殉道的力量在於挪用「痛的力量足以獲取與神有關的眞理」這項共識。如果在極度的痛苦及煎熬之下，殉道者不放棄她的信念也不背棄她的神，那麼她的信念勢必乘載著眞理的重量。於是酷刑足以揭露罪行的司法力量也會被發現擁有同樣弱點。

如果在定罪之前施以酷刑會帶來很多問題，定罪後的身體刑罰衍生的麻煩也沒有比較少。從一四八八年開始直到之後的好幾世紀，荷蘭畫家大衛（一四六〇—一五二三）的作品《岡比西斯的審判》始終掛在布魯日的市政廳裡（圖4）。畫中描繪的是貪汙的波斯法官西薩尼斯被活活剝皮的古老場景，但畫中其他人物穿的是當代服飾，目的是要警告所有法官必須保持正直。西薩尼斯的兒子後來接替他成爲法官，而他的法官席上就有他父親的人皮作爲裝飾，爲的就是時時提醒他不得貪汙。畫中的西薩尼斯表情節制，咬牙忍耐，剝皮者則不爲任何情緒所動地專注進行工作。旁觀者展現出了超群的冷靜態度，又或者說幾乎沒在注意眼前展開的一切。目睹這樣的恐怖懲罰到底意味著什麼？看到這樣一幅懲罰畫作掛在執行司法正義的空間內，又意味著什麼？

中世紀的歐洲有無數這類例子，特別是從十六世紀開始，身體刑罰成爲一

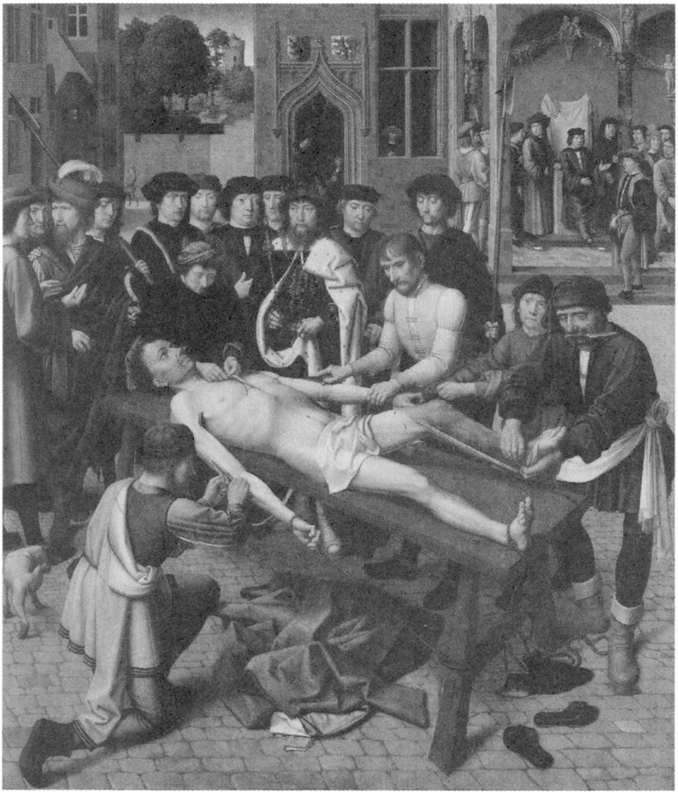

圖4｜大衛，《岡比西斯的審判》（1488）。

種公開的奇觀。痛的效果與其說是爲了矯正個人的行爲，或許還不如說是一種公開的警示，強調任何逾越法律的人都可能面對這種恐怖命運。不過將公開奇觀當作恐怖警示的做法問題在於，其效果取決於可以自由決定是否要出席觀看的人們。無論公開懲罰的內容看起來有多可怕，就算不具有娛樂效果也是引人注目的。然而，要是合理化身體刑罰奇觀的論述不夠完善，將身體刑罰這種奇觀合理化本身就是一種矛盾，此矛盾很可能顛覆將疼痛經驗推崇爲基督徒美德的神學論述。對許多人而言，身體刑罰正是與象徵信仰、虔誠及美德的殉道者命運連結在一起，那怎麼還會把身體刑罰以一種提醒大家迴避的命運公開展示出來呢？有人可能會認爲學校的體罰是一種促進學習的合理手段——這種做法已出現了好幾百年——可是根據基督教的邏輯來說，對罪犯處以痛的刑罰是一種獎勵。之後的啟蒙理想是想透過刑罰來讓人改過自新，這種概念取代了藉由司法來實施報應的做法，因此身體刑罰也逐漸退出主流。

忍耐是美德

神聖受難所代表的美德逐漸不再專屬於殉道者和神職人員，這個概念開始受到廣泛的挪用。人生的意外磨難——生病、受傷以及體弱——都被視為正在收穫贖罪的報償。一般信徒可透過自身痛苦來和基督的受難做連結，這能喚起他們的效仿精神並重新強調人類本質上有罪的事實。如果這麼做能讓受苦者藉由類似的受難經驗更接近神，其中痛與罪的連結、罪與告解的連結都讓人與神的關係變得更為私密。面對罪的真誠懊悔及懺悔（理應）透過極致的身體及情緒痛苦來體驗，而得以體現此真誠的表徵是眼淚。痛是人類罪性帶來的報應，反省自身的罪行更能提升罪所帶來的痛苦。任何人只要真誠地接受自己的罪，再加上悔罪的心態，就能更接近神。在一二一五年的第四次拉特朗公會議之後，告解的做法在一般信徒之中變得更普遍，天主教世界普遍妥協並接受了悔罪與「痛」相結合的美德觀念。

這樣說不是要主張人們享受這些疼痛、疾病和苦難，而是要說醫學世界就算意圖要治癒痛的感受，卻一直到非常晚近都沒拿出太多表現。所謂的「患者」——也就是受苦者——只能孤立無援地深信自己必須受到痛苦鍛鍊、也必須撐過痛苦這個必然的結果。大家會說「忍耐是一種美德」並非毫無道理。此外，一直到十九世紀，各式各樣難以逃躲的痛，都不太是人們可以當作個人的苦難而私下處理的議題，至少在歐洲，人們是活在對苦難及受傷的目的抱持共同理解的痛苦世界中。就算人們爲自己的疼痛尋求治療——他們無疑是有這麼做——他們仍在過程中相信痛具有超越苦難本身的價值——而且是大家共同認可的價值。痛不只是惡名昭彰的存在，而是爲了達成（改善自我的）目標的手段。在宗教改革之後，就算再多的痛也無法抹去罪的汙點，痛在新教徒之間仍是代表了神之愛的重要象徵。新教徒仍傾向於相信，殉道者歡快擁抱苦難是一種高尚的美德，除了因爲痛的苦難能讓人想起基督爲了公義受難，也因爲這份苦難象徵了那人是神的選民。好的新教徒就算知道那沒有贖罪的效果，也可以在身陷痛苦時與信仰產生連結。不過人們已經不再需要主動尋求鞭笞或懲戒這類苦難，也沒有必須假裝痛不存在而去克服痛的斯多葛學派式義務。

爲痛賦予正面目的並不僅限於基督教傳統。在《苦修的自我》（二〇〇四）中，弗魯德指出，願意接受痛作爲一種「肉體昇華的手段」是「苦修傳統的共同特色」。苦修的具體做法相當多元。舉例來說，中世紀喀什米爾的坦多羅密教（Tantra）在苦修時遵循的是濕婆派（Shaivism）神學，目的是讓自己經歷肉體疼痛、全面性地關注這份疼痛，並藉此達到一種超越俗世的主體狀態。印度教的思想普遍認爲，人會受苦是因爲擁有自己或許也沒意識到的渴望。爲了緩解痛苦，人們需要受苦者去辨識並排除那份渴望。

在此同時，佛教認定痛苦是人類存在就一定會有的元素，並被理解成陳麗糸等人所描述的「用來定義人類經驗本質的肉體-情緒-心靈-精神複合體」。佛教的「超越」理想牽涉到的不是消滅痛苦，而是透過遵循「正道」，在情感上脫離痛苦的過程。在這個傳統中，痛無從逃躲的性質讓痛成爲一種有意義的生活及思想形式，也讓痛在努力想禁絕渴望的過程中扮演了關鍵角色，還能回頭強健身體並淨化靈魂。痛也以類似方式在中國儒家的宇宙論中扮演關鍵角色，個體承受的痛成爲人類感性的主要指標，因此也是了解他人苦難的重要線索。若是人生中沒有痛，或是沒有受苦的能耐，這個人就等於失去了人性。

一個神學的問題

痛在現代仍是一個重要的神學問題。數世紀以來，神學針對「痛」的思考都是試圖要解決人的苦難和全能又仁慈的神之間存在的矛盾，但隨著公共論述中關於世俗及無神論的不同觀點逐漸增加，這樣的思考模式開始很常受到質疑。最常遭人提起的一個經典觀察案例來自達爾文（一八〇九—一八八二），當時他觀察了姬蜂（Ichneumon wasp）的產卵習慣。姬蜂會在不殺死寄主的前提下將卵產入其體內。寄主在非自願的情況下將卵孵化出來，並因此成為新生幼蟲的第一餐：這些幼蟲會在寄主體內孵化出來後由內往外將寄主吃掉。一個仁慈的神怎麼可能容許這種恐怖、折磨生命又痛苦的殘忍情況發生呢？當然，在現代性將痛及苦難所含括的範圍延伸到非人類世界之前，這種關於痛及殘忍的說法毫無意義。不過就算這種來自大自然的恐怖案例不夠有說服力，當代論者也常指出，儘管我們的醫學和麻醉技術一直有進展，人類仍持續遭受過量的痛苦而無從緩解。

路易斯（一八九八—一九六三）在二次世界大戰的戲劇化環境中創作，在那樣一個人們開始對大量出現的痛及苦難抱持全新激情的時代，他致力於再次解決世間的苦痛跟神的慈愛之間的矛盾。根據他的主張，人類苦難的責任源自人性，而且從人類的墮落以來就是如此。人類要是受了苦，一定是基於自身的缺失。慈愛的神的行動之所以會造成人類的痛苦，是因爲祂試圖透過祂的愛來提升人類、改造人類，訓練（discipline，同時也是苦鞭的意思）人類成爲更好的自己。在《痛的問題》（一九四〇）中，路易斯寫道：「神……在我們的痛苦中吶喊：這是祂用來喚醒一個死寂世界的擴音器。」根據路易斯所說，希望少受一點這種苦，就是希望少得到一點神的愛，而非要求更多。在猶太教－基督教傳統形成的各種文化中，這個論點似乎很難具有持久的影響力。殉道者的觀念在其他文化中也有留存下來，但透過苦難來救贖人生的做法卻幾乎不復存在。痛苦數百年來被視爲高尚美德的傳統不斷受到世俗力量、功利主義、機械論和醫學的力量侵蝕。我們現在轉而相信的是機械論觀點，此觀點的出現將痛的實質內涵及其得以施加的對象（事物）等概念進行了全面重組。

第三章 痛與機器

如果一般世俗對於痛的理解一直都強調身體與心靈（或靈魂）、肉體與情緒的交纏，從啟蒙時代開始主宰西方醫學的身心二元論究竟是從何而來？我們之後會再處理這種二元論觀念所帶來的影響，但首先需要建立的是關於痛的二元論架構。而且儘管這種說法是由哲學家笛卡兒（一五九六—一六五〇）所開啟，責任或許也不該算在他身上（或者說至少不該直接算在他身上）。

笛卡兒與機器

笛卡兒出名的論述是將身體的運作化約為機械力學（mechanics）。動物就跟結構精密的時鐘一樣是沒有感情的機器，而人類跟動物的區別在於擁有理性靈魂，也就像是擁有了操作這架機械的駕駛。人類身體的任何狀況都會引起靈魂關注，靈魂會跟身體機器連動，但不能化約爲身體機器，而非被機器所取代。在笛卡兒論述的機械中，具有思考能力的「我」是源自神的非物質靈魂，而正是此靈魂帶領笛卡兒的讀者去討論心靈與物質分離的重要性。不過至少就「人類」這個討論範疇而言，笛卡兒透過複雜的方式強而有力地提出了這種二元分離的主張，而非只是人們常宣稱的由他提出的那種簡化概念。當然，如果要討論的主題是動物痛苦（animal pain），那麼關於非人類生物是否有一丁點受苦（suffer）可能性的討論確實可以追溯至他的論述。不過笛卡兒論述中的人類並不是身體與靈魂各自分離的實體，在他的論述中，只要身體還活著，人就是身體－心靈或身體－靈魂的二元結合體，不能化約成分開的不同組成。

確實，在笛卡兒的《沉思錄》（一六四一）中，他堅持思維物（拉丁文：res cogitans）並不仰賴身體存在，可是當笛卡兒論述中的身體受到疼痛侵襲時，他可以感覺到疼痛；也就是說，理性靈魂的層面出現了（思維的）擾動，而這是由於與靈魂相連的身體受到的侵擾或傷害所引起的。他在討論各種感官感受

（例如飢餓或疼痛）時談到了心靈與身體組成的「混合物」（拉丁文：permixtione）。承受疼痛的人體進行的不只像是綁在繩索底端鈴鐺的那種反射機制，而是身體－心靈這個組合因爲心靈和盛裝心靈的肉體無法分離，才感受到疼痛。根據笛卡兒所說，若情況不是如此，人類的思維在看待身體所受的傷（組織損傷）時，只會像是駕駛在看待船體的受損狀況。很顯然地，笛卡兒在爲自己尋找答案的過程中，人類對痛的接受方式不只是純然的理性理解，而是出自一種和身體與生俱來的連結。

所以後來爲何會出現絕對二元論的這種混淆說法呢？笛卡兒過世後，他的《論人》（一六六二）搭配插圖出版了許多次，其中有一幅或許是最常被重製使用的「痛的機制」的圖像。若在網路上搜尋「笛卡兒」和「痛」，你會不停看到那幅有人單腳跪在小火堆旁的圖畫（圖5）。這種關於「疼痛路徑」的描繪——其反射機制就像之前提到的繩子拉鈴一樣——總是被人透過文字重述後，用來總結笛卡兒對疼痛運作機制的想法，在很大程度上忽視了他在《沉思錄》中更爲完整的論述。這幅圖像一直被複製、改作，最後幾乎成爲一種看似專業的俗民知識。二十世紀晚期，沃爾（一九二五—二〇〇一）或許比任何人都更想打破這種有關疼痛的身心二元論，但他非常看不起這幅圖像及其所代表的意義，尤其是因爲其中對大多數人的大半疼痛經驗都無法提供太多解釋。根據這幅圖的描述，痛被簡化爲一系列依序爲受傷↓痛↓動作的反應。

相對於笛卡兒針對心靈與身體關係的複雜理解，後續簡化笛卡兒思想的版本卻造成了更深遠的影響。若要說因爲這

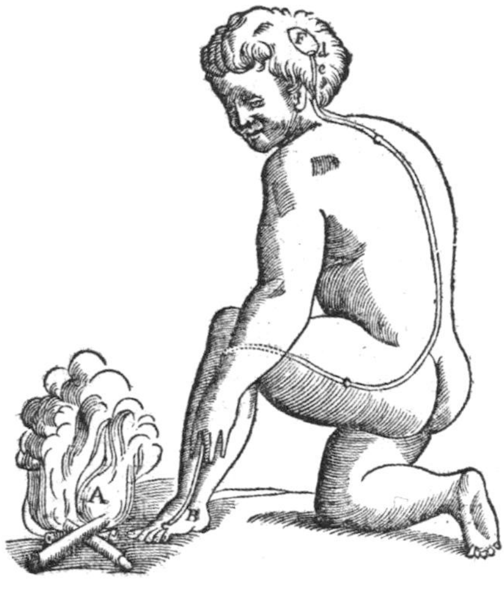

圖5｜疼痛路徑，出自笛卡兒，《論人》（1664）。

種所謂「笛卡兒思想」而受害最嚴重的族群（如果這樣說真的合適的話），應該就是非人類的動物世界了。至少就這方面而言，笛卡兒可說直接助長了一個持久不衰的印象，也就是缺乏不朽靈魂及理性的動物只是無法感受到痛的單純機械。在或許是他最出名的著作《方法論》（一六三七）中，動物被描述成時鐘，而其中無與倫比的各式齒輪及彈簧是神聖造物者設計的零件。任何苦難的外在表象在動物身上都只是機械運作的結果，就跟自動操作裝置沒兩樣。

動物痛苦

動物會經歷劇烈痛楚的想法自從希臘作家普魯塔克（四五—一二〇）的時代就存在了，但一直到一九六〇年代才不再只是少數幾個知識分子抱持的想法。雖然笛卡兒用「鐘錶」來比喻動物機械式運作的想法在英語世界沒有造成太深遠的影響，但還是留下一定程度的餘波，而且和一個廣爲流傳的觀念混搭在一起（這個觀念在天主教教會仍是正式教條），也就是動物並不擁有理性靈魂。牠們不只無法理性地想像——透過情緒去消化——圍繞著「痛」而共同衍生的苦難、拖磨，還有恐懼，牠們本身的存在也完全是物質的、凡俗的，而且有限的。若延續之前的脈絡，痛的意義無可分割地與不朽靈魂的地位以及靈魂在生命死後可能面對的遭遇綁在一起，任何動物的痛（如果有被承認的話）都毫無意義。在這樣的宇宙觀中，任何人對動物加諸的殘忍不可能比對一塊泥土更嚴重。如果再加上基督教傳統中也有的「人類支配野獸」的教義，那麼任何關於使用動物作爲娛樂、工作及實驗用途的顧慮都可說消失無蹤，至少就動物的道德地位而言是如此。

或許令人驚訝的是，這樣的觀點也留存到了功利主義年代，在這個年代中，快樂與痛苦的收支平衡表決定了每個行動的道德地位。功利主義之父邊沁（一七四八—一八三二）在十八世紀晚期嘗試建立一個理論，此理論的最終目的就是要將快樂最大化、痛苦最小化。從嚴格的功利主義觀點來看，殺死一個生命是值得鼓勵的行動，因爲根據邊沁的觀點，留下動物的性命只會讓牠們受更多苦，還不如讓牠們死去。若在自然狀態下活著就是苦難，那麼死亡就是一種終結苦難的慈悲。因此，這裡的道德問題在於要如何繼續對另一個人類的殺戮進行譴責。對邊沁而言，殺人和殺動物的區別只在於謀殺人的行爲會在另一個人心中激起諸如恐懼的感受，並因此增加了人類整體的苦難總合。由於他認爲動物沒有傳播恐懼的能力，將人和動物置於死地具有明確的範疇及倫理差異。然而我們不該忽視的是，除了像是剛剛那個恐怖案例中強調的恐懼，邊沁並不覺得殺死一個人本質上有任何不妥。眞正讓我們不去傷害彼此的原因是人性（humanity）。

接著，笛卡兒的看法影響了啟蒙時代的理性科學，同時也爲征服大自然的各種新嘗試辯護，讓人類（主要是男人）更爲大膽地去主張自己的優越地位，並促進了將動物當作主要研究對象的實驗主義理直氣壯地興起。動物成爲理解疼痛機制的關鍵，畢竟牠們是足以拿來類比人類機械的無靈魂生命。就連在笛卡兒的影響力相對有限的地方，像是英格蘭，人類造就的動物痛苦顯然比比皆是，但這些作爲也能以追求知識之名毫無困難地獲得合理化。這種情況在十九世紀中期尤其明顯，當時關於人類生理學的知識渴求似乎一定程度地仰賴於實驗室中的動物苦難。

維多利亞時代的人們因爲世間動物所承受的痛苦之龐大而憂心忡忡，而這份情緒之所以能得到緩解的其中一個原因，是他們認爲其中部分痛苦能在未來幫助減少人類和動物承擔的痛苦。因此就算實驗室裡的動物痛苦眞的存在，那也具有工具性質——可以當作達成正面目標的負面手法。這些想像中的成果包括提昇未來的外科手術技術、基於對動物身體及病原體的進一步理解推進預防及治療傷病的臨床技術發展，以及開發出更多有用的新藥。對於出現愈來愈多動物「受害者」的憂慮，十九世紀的生理學家透過動物身體的機械本質來回應。受到麻醉的動物無法感受到任何疼痛，只是在電流刺激下「跳舞」或擺出齜牙咧嘴的表情。肌肉組織完全從動物身上分離下來後仍能在受到特別設計的機器刺激後出現反射動作。克里奇頓-布朗（一八四〇——一九三八）是維多利亞時代著名的神經學家以及醫學心理學家，在大腦已被有效摧毀的猴子做出極度痛苦及疼痛的扭曲表情時，他大肆抨擊了那些因爲猴子表達出令人不安的狀態而抗議的人。他認爲這些批評者不過是被表象蒙蔽了。這些表徵所顯示出來的痛跟琴鍵被用力敲擊時發出的「尖叫聲」沒兩樣。笛卡兒的想像非常具有說服力，對那些以動物實驗維生的人而言更是如此。

痛的知識

化學方面的新觀念終於取代了否認動物痛苦的笛卡兒式學說。不過這項改變不必然是為了維護動物的生命利益。手術麻醉劑的出現大幅改變了人體手術的本質，也影響了關於動物實驗的倫理辯論。乙醚的特性是一八四六年由莫頓（一八一九—一八六八）在波士頓發現的；氯仿的特性則是由辛普森（一八一一—一八七〇）在隔年於愛丁堡發現。關於麻醉劑使用在人體上的倫理辯論隨即出現，相關技術也是花了好一段時間後才開始受到廣泛運用。由於那些強調生產疼痛是神之旨意的教義，女性在追求無痛分娩時面臨到了特別大的阻力。至於動物，生理學家和他們的支持者強調，這是保護人們不受疼痛侵害的做法，而此舉讓所有類型的實驗都成了倫理議題。動物承受痛苦的能力是在麻醉動物的能力被明確建立起來之後才確切獲得認可。

不過從一八七〇年代到一次世界大戰的動物實驗高峰期間，許多人不停對這個有關痛的議題提出質疑，於是出現了一些設計來精準測量痛覺的實驗。相關行業中開始有人深信機器測量的客觀性——也就是說，這些人相信大自然可以不透過科學家主觀的理想化詮釋，自己展示出客觀眞相——因此出現了一些設計來讀取、量化痛覺的設備。機器被認爲可以設計來更準確地測量動物（包括人類）的體感。正如血壓、血液化學檢測、脈搏還有諸如此類的項目可以透過機器製作出相關圖表，「痛」也被期望可以比照處理。達爾文認爲所有動物在本質上彼此相連因此具有生理相似性的觀念快速傳播，於是人們開始接受對動物——從青蛙到狗——進行跟人類差不多的生理實驗。達爾文或許是在此時期最爲生理實驗說好話的著名人士，他主張盡可能在麻醉的情況下進行，但只要能增進人類知識，就算沒有麻醉也沒問題。了解動物的痛苦可以幫助揭開人類痛的神祕面紗。生理學界透過同意對動物施以麻醉劑來間接認可動物確實承受了痛苦，但爲了理解痛的機制又無可避免地必須在某些情況下不施以麻醉劑。這等於是笛卡兒觀點的重申，但得出了更有用的實驗結論：動物痛苦和人類的痛並無不同。生理學家認識到，痛在人類跟動物身上都是一樣不舒服的體驗，但仍決心要找出運作這項體驗的「齒輪和彈簧」。

無論是透過機器測量疼痛或理解痛的運作方式，有效的關鍵在於將痛視為純粹的生理現象。在疼痛研究的實驗中，動物代替人類成為用來類比的研究對象，因此進一步鞏固了心靈與身體、情緒與肉體疼痛之間的截然二分。達爾文主義已確保動物的生理結構可以被用來當作理解人類生理機制的有效模型，可是就算所有動物及人類的情緒之間出現了任何具有一貫運作邏輯的跡象，也確實遭到十九世紀末興起的行爲主義（Behaviourism）所根除。在比較生理學這個全新領域的早期研究中，直到那時依循的都是達爾文研究中穩固存在的隱藏意涵，其堅稱正如動物身體之間的差異是程度差異而非種類差異一樣，動物的心靈也是如此。有些人甚至試圖發展出達爾文進化論的一元論版本，表示在一個運作生命的整體之中，心靈和身體本質上具有內在交纏的性質，而且是彼此依存的組件。

英國心理學家摩根（一八五二—一九三六）於一八九四年發表的「定律」（canon）宣言改變了這個情況，此宣言摧毀了原本用來研究動物情緒的基本依據。此宣言的大原則如下：「動物行爲只要可以透過心理演化及發展過程中較低層級的心理過程（psychological process）來獲得夠完整的解釋，就絕不會用較高層級的心理過程來解釋。」換句話說，如果反射動作、生理結構或機械性運作足以解釋看來像是情緒感受或溝通的表現，那就該被視爲最有可能的解釋。行爲主義的宿敵是擬人論（Anthropomorphism），尤其是此學說指出人類的情緒特徵足以套用到其他動物身上的論點。當然，進化樹中的連續線本來就該暗示了這種套用的可能性，只是這樣的連結力量因爲認知及其他能力的落差而顯得不那麼緊密，不過行爲主義並不接受這種主觀體驗在分析層面的效用。行爲主義本質上是在重新主張笛卡兒機械論的世界觀。

經由這樣的過程，痛的研究逐漸困陷在行爲主義所偏好的身心二元論中。

測量疼痛

在二十世紀的前半，設計來檢測人類痛覺的機制主要是呼應從純粹身體觀點量測痛覺組成的需求。痛的主觀特質（或更直接地稱爲由受測者本人提供的證據）若是遭到忽視還算最好的情況，在最糟的情況下甚至會遭到貶抑。疼痛程度應該要可以客觀量測出來，或說這就是大家進行相關研究的基本依據；一個人感受自己疼痛的方式與個性、道德觀，或甚至性別及種族有關。再加上醫學的主要功能就是要檢測出傷病並尋求醫治的這種想法持久不衰，疼痛便成爲次要的關注重點，只被視爲反映出「眞正」問題的指標。疼痛的測量及客觀性因此被刻意保持著疏離、冷淡的狀態，與其說是缺乏同情的立論基礎，還不如說是完全置身於同情的範疇之外。

研究者主要想建立的是痛覺敏感度指數。他們希望知道人體的疼痛要到什麼程度才可以被偵測出來。一般而言，在受控的條件下，不同的疼痛程度顯然可以反映出受試者的文明程度、犯罪傾向，又或者相對「野蠻」的狀態。大家一直都知道，每個人的疼痛閾值——痛無法再被忍受下去的臨界點——差異甚大，不過痛在每個人身上可以被感受出來的最低程度是否具有根本性差異仍是重要議題。痛的現代史是建立在主張特定「種類」的人不是對痛的刺激更爲敏感、就是更難以忍受疼痛的研究之上。這對尋求專業醫療協助的疼痛患者造成了實質上嚴重的後果。他們獲得治療的程度——包括施加的麻醉劑劑量和醫護人員提供的同情心——可能都會跟種族、年紀和性別直接相關。

相當令人感到奇怪的是，生產可以測量疼痛敏感度的設備——痛覺計（algometer）或測痛儀（dolorimeter）——是心理學家和生理學家範疇內的工作。龍勃羅梭（一八三五—一九〇九）因爲在著作《犯罪人》（一八七六）中提出了犯罪類型分類而聞名，他採用了德國生理學家杜布瓦-雷蒙（一八一八—一八九六）開發的設備，透過電流刺激測量個體的疼痛敏感度及疼痛閾值。根據他的結論，成爲罪犯的人對痛覺的「感受度較不敏銳，有時甚至完全感受不到」。而疼痛測量儀的數據就可以提供證據（圖6）。龍勃羅梭的研究是基於犯罪特質可以透過遺傳而來的理論，而且強調相關跡象都可以在人體上發現。他決心要透過比較（無論死活的）罪犯以及非罪犯之間的特質來證明這項理論，而獲得的結果非常驚人、具有高度影響力，但卻又毫無根據可言。不過他的例子可以反映出當時更爲廣泛的趨勢。痛覺測量在機械領域的推進讓心理學家不再推敲心靈方面的非物質性運作，而改爲追求物質性且具體可測的皮膚敏感度，並藉此探討大腦處理痛覺的各種相關能力（跟心靈完全不同的領域）。

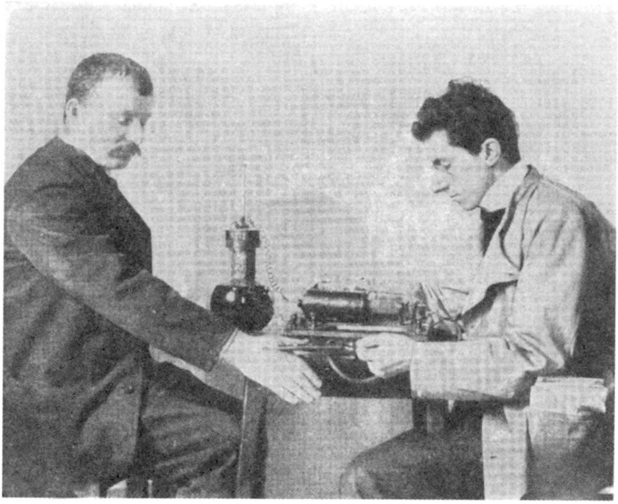

圖6｜痛覺計，出自龍勃羅梭的《犯罪人》（1911）。

另外在一九四〇年的紐約醫院進行了一個計畫，他們將一盞燈的熱度聚焦在患者皮膚的一塊區域，然後記錄患者會開始感到疼痛的溫度，以及此疼痛到什麼程度會變得無法忍受。這是想將痛覺變成客觀可測量性質的一項新嘗試，其中帶有兩層意涵。首先，痛覺若是可以被精準地測量出來，或許就能更有效地治療疼痛。其次，如果痛覺可以被測量，醫療體系就能更精準地評估患者對痛覺的反應（或可以無視哪些反應）。擁有機械測量的痛覺數據可以幫助臨床醫生超越（或甚至消滅）痛覺帶有各種隱喻且不甚精確的主觀性質。有些人就是會喜歡高報或低報自己受苦的程度，而這類傾向可以不再對醫療體系處理疼痛的藥物造成影響。可是問題在於這個痛覺量測系統不管用，至少任何一個實驗室的結果都無法在其他實驗室複製出來，因爲受測對象可以在受過訓練後忍受不同程度的疼痛。外界刺激在受控條件下首先被人感知到的數值至少算是有找到共同的範圍，但疼痛閾值卻因爲各種理由而出現各式各樣的差異，更何況個體實在很少（甚至不知道是否可能有）處於不受任何外在條件影響的「中性」狀態。

各種機械理論

如果說與疼痛相關的機械性研究大多得算是笛卡兒的功勞，那是因爲他被認定說過一些話，而那些話又顯然能讓後人從中發現一種透過「疼痛路徑」運作的特定機制。若是遵循這樣的笛卡兒觀點，人類這架機器被認定內建一個特定的痛覺系統，此系統將皮膚的神經末梢連結到脊椎，再連結到大腦中的「痛覺中心」。十九世紀以降的生理學家在勤奮不懈的努力下開始尋找特定的痛覺接收神經，或說所謂的「傷害感受器」（nociceptor）。他們認定所有形式的人類特質及體驗都可以被測量及量化，於是透過大腦秤重的數據建立起以種族、性別爲指標的智商系統、透過頭骨的測量顯示文明化的程度，甚至利用各種精良的技巧拍攝臉部後描繪出「犯罪可能性等級」。另外還有一些「疼痛纖維」（pain fibres）被描述成跟特定種類的疼痛有關、又或者跟不同規模的疼痛有關。根據這種方式，大腦只是用來接受特定疼痛輸入訊號的接收器。於是自一九六〇年代以來，疼痛量表等級可能跟傷勢程度呈正相關的基本前提已被確信是明顯錯誤的想法。

沒有被這種機械性簡化手段抹消並在當代神經科學中獲得進一步探究的部分，是科學家依據刺激的種類及程度，將受激發的不同神經末梢做出分類。我們現在知道，人的體驗和神經刺激之間沒有絕對的相關性。雖然我們還是會用「傷害感受器」這個詞，但它們發出的訊號在成爲痛覺前必須先通過大腦的解讀。機械性簡化看法的另一個問題在於，儘管這種說法用來描述一個人將腳放進火堆的情況看似合適，卻無法解釋那些無視特定神經損傷或直接刺激程度而出現的疼痛。於是又有更進一步的機械性解釋來試圖解決這個謎團。

爲了解釋跟初始神經刺激不成比例的巨大疼痛反應，一八八〇到一九五〇年代出現了各種「（痛覺刺激及反應）模式」理論。有人假設一定是在脊髓中發生了某種反應，而且這個由原本末梢神經接收刺激所啟動的反應可以自我維持或甚至自我加強。隨著神經系統機制愈來愈常使用電機工程學的語言來比喻（而且使用的程度驚人），人們開始可以想像神經元在脊髓的「線路」中產生「反饋迴路」，因而「引起共振」並激發鄰近的其他神經元。正如原本那幅插圖所暗示，這種神經啟動的模式可以永無休止地延續下去，就算接受過治療或甚至原初起因已消失也沒關係（例如幻肢痛）。這個觀點的問題在於，這種帶有反饋迴路的電路板比喻想像起來容易，眞正要在實驗中發現卻有其難度。同樣地，疼痛方面的病變一直以來都被想像成一個「正常」的疼痛「電路系統」出現問題的結果，若要類比，就像是有訊號在特定種類的疼痛纖維中受到增強。在當代神經科學及疼痛管理領域中，這些理論的許多元素後來都證明在建構更全面性的疼痛體驗理論時很有幫助，但同時也必須超越「刺激帶來體驗」這種純然的機械性關係。

直到一九六〇年代，科學機構內外才開始出現批評的聲音——最有名的批評者是孔恩（一九二二—一九九六）和之後的拉圖（一九四七—）——這些人指出社會脈絡在科學工作中所扮演的重要角色，以及埋藏在社會脈絡中的各種想法及預設。到了更近期，達斯頓和蓋里森在他們的著作《客觀性》（二〇〇七）中重建了「客觀性」的概念。現在，所謂的「事實」已會被許多人視爲透過特定框架後建構而來的偏頗資訊。這種不確定性爲相關研究開展了全新的寬敞大道，但眞正的改變卻很慢才出現。早在一八九四年，美國心理學家馬歇爾（一八五二—一九二七）曾有力地指出，快樂和痛苦都是心理狀態的不同特質；兩者是與情緒、感官、心靈和身體相連的「意識元素」，不過就在目睹摩根生產出行爲主義式「定律」的這一年，這種全面性的思考觀點卻幾乎沒產生什麼漣漪。當痛的研究在一九七〇年代確實開啟了痛覺的情緒及社會組成的相關探討之際，在醫療實務上對於能夠確切測量、判斷並診斷的既存需求，卻讓痛覺和傷害之間的機械關係得以續命。

傷害的意象

臨床醫生數十年來都帶著對痛的多面向理解在實務現場工作。梅爾扎克（一九二九—）和托格森（一九二四—一九九九）在一九七一年開發出了麥吉爾疼痛問卷。那是爲了讓患者足以掌握自身疼痛體驗內涵的第一個精密醫療評估工具。疼痛問卷將痛的形容詞及比喻根據痛的強度進行分組，然後依照「感覺」、「情感」、「評價」和「其他相關」四種項目進行分類，再搭配圖表指出身體上的疼痛位置，另外還會針對其他症狀及一般生活方式進行整體評估。此問卷的前提在許多案例中獲得證實，也就是受疼痛所苦之人會用類似的詞彙來描述特定的疼痛症候群。因此，疼痛問卷帶來的質化觀點對臨床醫療人員很有幫助，能讓他們在一開始更有機會根據患者對自身疼痛狀況的評估做出正確診斷。

乍看之下，這是將疼痛體驗的情感特質重新導入醫療體系的成功應對方式，並因此讓臨床評估朝新的方向前進，但這種做法還是有其限制。疼痛問卷被翻譯成許多其他語言時使用了同樣的武器修辭，或說同樣有關受傷、割傷、刺傷、射傷、揍傷或壓傷的各種比喻。許多學者都指出，這些用來描述人類疼痛體驗的比喻被使用的時間久得驚人，彷彿我們沒有足以訴說疼痛的直接用詞，所以非得求助於這些傷害意象。不過，這種顯而易見的限制掩蓋了存在於人們陳述中的驚人豐富性及深度。隨著時間過去，武器的種類當然改變了，描述武器對人類造成的傷害種類也出現了更多具有想像力的比喻性說法。此外，隨著語言的改變，人們會發現無論是問卷中的表達方式、代表意義及所處脈絡，都具有難以將其中分類普遍化的細微差異。翻譯的政治（更別說是做法）總是會引發誰的用語足以建立起基本分類架構的疑慮：我們應該要採用患者、醫生，還是譯者的用語？

一旦語言被認定爲一個人描述主觀體驗的重要資訊載體，我們就很難將其限制在事先規範好的定義及分類中。疼痛問卷成功地將許多當時在英文中常用的疼痛描述整理在一起，不過也可能限縮了人們在未來描述疼痛的用詞。當醫療人員把一連串描述性用詞交給患者並要求他們找出「符合」自身痛感的詞彙時，這種做法很可能會被視爲一種具有高度暗示性及影響力的策略，因爲這份用詞清單暗示了這些詞彙已捕捉到了疼痛的本質。這種做法對某些人來說可能有用，但有些人即便感覺不太對勁，仍得努力將這些用詞硬套到自身的感受上。另外還有些人在覺得這些用詞完全無法用來描述自己的狀況時，甚至會開始質疑自己的疼痛是否眞實存在。爲了聽見疼痛的主觀陳述而定下語言框架的嘗試，反而造成了將痛客觀化的效應。

說到底，一九七〇和八〇年代在尋求痛的情感特質時，是放入由固定價值觀所掌控的基模（schema）中，就像身體的疼痛值也是由機械主導的客觀數值來決定。患者的聲音並不是沒被聽見，但也受到既有的量測方式取代。根據一份由哈里森所進行的研究指出，當麥吉爾疼痛問卷在科威特被翻譯成阿拉伯文時，編纂者非常清楚意識到，即便是在當地社群內部也出現了溝通上的語言偏差。受過教育的科威特人因爲懂英文而擁有較多字彙量，因此可用「對一般患者而言過於深奧」的詞彙來描述他們的痛覺。難道這代表他們的疼痛體驗也就因此有所不同嗎？我們很可能永遠不會知道，因爲這類描述被有意識地迴避掉了。有意思的是，阿拉伯文譯者也迴避了對慢性疼痛患者伸出援手，因爲「他們的痛覺評分標準跟那些……經歷急性疼痛的人相比有系統性的不同」。如果有人記得的話，麥吉爾疼痛問卷一開始的設計是要嘗試深入理解疼痛症候群的疼痛體驗——也就是完全以受到慢性疼痛所苦的人爲目標——因此我們可以認定這個翻譯策略反而阻礙了這項量測工具原本的概念性目標。二十世紀醫學對於調查對象必須在各項數值方面完全中立的需求，阻礙了我們去探索疼痛體驗中的一項核心元素，因爲那個核心元素本身就是作爲一種情感的主觀值。疼痛情感的語言表述——人們針對自身感受說出的話——本身抗拒任何精確的製表及分類作爲。科威特的那些譯者對此擁有第一手體驗，他們發現原本在英文中被歸類爲「感覺」的詞彙，在翻譯後更接近「情感」或「評價」的類別。這些作者後來做出結論，「我們有很充足的理由認定，疼痛分類會因爲不同文化而有所差異。」比如他們就找不出翻譯「射傷」（shooting）這種痛覺的詞彙。在此同時，義大利文把「射傷」這種痛覺翻譯成「像是床墊彈簧反彈」的痛。整體而言，根據二〇〇九年由雪梨的喬治國際健康研究所做的研究，麥吉爾疼痛問卷被翻譯成了二十六種語言，研究發現這些翻譯後的問卷效力普遍不佳，並建議必須謹慎使用這些「非英語版本」的問卷。這些不同版本的問卷中描述疼痛的詞彙從四十二到一百七十六個不等，反映出了人類口中疼痛體驗的豐富程度。這些疼痛反抗或拒絕被分類列表的特質只顯示了人們不是（或說至少不完全是）機器。

第四章 疼痛和文明

根據歷史上的紀錄，隨著天主教苦修模式的沒落，痛的道德高尚之處在十八世紀歐洲受到完全相反的觀念所取代：痛不再是獲得救贖的必要元素，甚至也不是說明一個人道德高尚的指標。相反地，快樂成爲道德高尚的原則，人們轉而遠離痛苦，將其斥爲個人及社會的邪惡。在此同時，十八世紀見證了「感性時代」(age of sensibility)的展開，文明性及都會性於其中獲得高度實踐，同時似乎爲人帶來在身體及情緒層面更能覺察到苦難的敏銳能力。隨著功利主義根據快樂及幸福的累積程度來定義良善的時代展開，社會中最文明的成員似乎更有可能承受到文明帶來的各種疼痛。此時出現的是神經及神經緊張的日常語言、現代的歇斯底里發作，以及隨後跟上的神經衰弱、神經痛，還有彈震症。疼痛在現代成爲問題不是因爲數量突然變多了，而是因爲變得顯然毫無意義可言。疼痛不再爲任何道德目的服務了。由於痛的道德目的遭到摒棄，隨著疼痛到來而產生的焦慮情緒也隨之增加。

疼痛政治

疼痛始終不完全屬於受苦者管轄。知識分子、哲學家、醫生、護士及立法相關人士得以插手的權力可說大得不成比例，其中包括疼痛是什麼？誰（不）擁有疼痛？以及我們該如何處理疼痛？簡而言之，疼痛被一票人定義、劃定界線，甚至決定了意義，而這麼做的這些人真正受到疼痛影響的程度遠不及他得以這麼做的權力。十八世紀所關注的「文明」不只受到文化、知識及經濟指標所定義，也受到感覺及經驗上的各種差異所定義。那些認定自己活在文明世界的人無法克制地想要理解自己身而爲人的獨特之處。這個建立包容與排除的框架的過程具有高度性別化、高度種族化，而且無比階級化的特質。身而爲人的資格（humanness）似乎是可以測量的，其中文明化的男人資格最高，而「野蠻人」、勞工階級，以及女人和小孩的人性則被分類爲最低的那群人。部分人類跟動物之間只有毫釐之差。至於那些被認定爲「野蠻女性」或女孩的人，跟動物之間的距離幾乎爲零。

在身而爲人資格的光譜上，一個主要區辨指標就是感受痛的能力，又或者說，分辨不同等級疼痛的敏感度。這種痛覺敏感度的基模一開始讀來或許荒謬，可是我們面對的就是這個排序系統的遺緒。疼痛政治仍影響著人們在臨床上抱怨疼痛時可能受到的處置。爲了理解痛覺敏感度在歷史上出現的一些顯著分類，看看今日仍存在的分類或許能有一些幫助。無論在歐洲和北美都一再有研究發現，女性表示疼痛的頻率與程度遠多於男性。她們表達疼痛的模式也常出現一般刻板印象中認定專屬於女性的一些情感行爲，比如流淚或情緒化。相對而言，男性被認定就算感覺到痛也不見得會說，因爲一般人認定這種抱怨行爲不夠像個男人，而且耐痛度或自制力都被視爲陽剛特質。這種性別化行爲帶來的臨床結果在大多數案例中都很顯著，不過並不能被化約爲生物或基因差異，而是在特定文化環境下習得的行爲。認爲女性會高報疼痛的預設也伴隨著治療上的過度保守、用藥不足，以及相對不認眞看待她們疼痛陳述的傾向。相對地，男性被認爲會低報疼痛，因此得以獲得高於他們疼痛程度的關注及止痛藥劑。當然要在性別化行爲以及施用止痛劑的各種作爲之間建立直接的因果關係會有困難，然而兩者確實高度相關。

這些性別化行爲都是在童年時期習得，畢竟極度年幼的嬰兒不會因爲生理性別的不同而對痛表現出不同反應。儘管知道這些銘刻在文化中的差異確實會對人的疼痛體驗造成影響——人們表達疼痛的內容可能確實跟他們的感受有關——在醫療場景中針對疼痛的治療往往暗示表象之下存在著痛的眞實原因，而此原因超越了患者說出口的各種表面跡象。醫療的實務操作上一直存在這種依循某種「疼痛標準」的做法，儘管許多研究，包括米勒和紐頓關於「痛的感知及表達」的研究，都已證實最好的實務處置方式應該遵循的準則是「痛就是體驗疼痛者的陳述，而且當對方說痛就是痛。」

生產及嬰兒痛

這種特定的「疼痛標準」絕非超越時間限制的不變準則。文明的修辭結構不停變化，導致「疼痛標準」建立在許多不同且往往完全矛盾的層面上。在現代性的歷史中，正如柏克在《疼痛故事》（二〇一四）中所述，孩童總被認定對痛覺的敏感度更低卻也同時更高。不過，認定孩童痛覺敏感度較低的想法在所有人的童年歷史中造成的傷害大多了，這個觀念在十九世紀末成為普遍信仰，並一直持續到至少一九八〇年代，在這段期間，從醫生、外科醫生，到神父、哲學家和科學家，各種行動者都宣稱嬰兒——幾乎處於沒有感知力的狀態——完全沒有或只有一部分的疼痛敏感度。因此無論是嬰兒受傷、接受手術或生病，都沒有在這方面受到應有的關注。這樣的結論是透過人們在歷史上嘗試測量他人疼痛體驗時的理解而來。因為既然人的理性是這麼地在本質上與文字表達密切相關，一個無法透過文字表達痛覺的人就被認定為完全無法感覺到痛（動物的情況也一樣）。啟蒙時代思想家甚至不確定剛出生的嬰兒是眞的擁有不朽靈魂，還是在開始出現明顯可辨識的感知力之後才開始有靈魂，而人畢竟是要擁有不朽靈魂才能感覺到痛。儘管這類討論現在看來早已顯得不可思議，但嬰兒沒有特別敏銳的疼痛敏感度仍是一個存活到二十世紀的觀念。由於大腦或神經系統還沒發育完全，再加上對嬰兒施打麻醉劑的疑慮，導致了這個最好還是認定嬰兒感覺不到疼痛的普遍性結論。大家甚至認定就算嬰兒真能感覺到痛，也不會留下持久的記憶，因此也就不會帶來不良影響。

嬰兒當然會感受到疼痛，但目前沒有足以確定其精準性質的明確方式。有些認爲疼痛具有普遍性的心理學家嘗試證明，嬰兒的疼痛表情跟老鼠等其他動物的疼痛表情有許多相似之處。像是史奇亞維納多等人都有提出普遍性的證據指出，痛的「共同及普遍的表達方式」是「出生時就已內建並存在了」。不過表情或許只能告訴我們痛覺確實存在，卻無法讓我們知道其體驗的內涵，而我們不知道是因爲我們無法直接得知嬰兒的感受，也就是嬰兒實際擁有的體驗。家長在飛機起降時安撫耳朵在痛的嬰兒時，確實知道那種體驗會帶來疼痛，但也知道嬰兒的痛苦是因爲對當下的實際狀況、原因，以及如何處置都缺乏理解。我們身爲成年人只能去想像這種不理解可能造成的情況。我們可以想辦法對他們施展同情心，但就本體論而言，我們仍是受限於經驗的生物。孩子無疑會在這段過程中有大量的情緒表現，但就算未來的他們能以「恐懼」、「怒氣」或「焦慮」等詞彙來說明這些情緒，嬰兒時期的他們還無法透過言語表達出來。我們可以確定的是，受到疼痛所苦的孩子在人生早年很可能因此留下長期的後遺症，包括成年後在中樞神經系統以及生物性壓力反應方面出現各種改變。簡而言之，嬰兒早年階段的人生若曾受到痛的介入，就會因此對痛變得更敏感，這裡所謂的痛是牽涉到心靈、身體和社會的一種全面性體驗。佩吉的專長是研究嬰兒時期痛覺體驗的「生物行爲」效應，根據他的說法，痛苦的嬰兒很可能會在長大後出現高度的迴避行爲以及「社交過度警覺」(social hypervigilance)，疼痛敏銳度也相應較高。顯然嬰兒時期剛發端的恐懼幾乎都跟痛覺經驗相關，而這些恐懼也會對人的痛覺體驗造成長遠的影響。

如果說嬰兒感受到的疼痛是造成「疼痛標準」變得混亂失序的源頭，這些嬰兒出生的方式更是一直讓醫生感到困惑。「現代」和「文明」社會歷史的特徵包括生產時的醫療介入手段增加。跟生產有關並有知識文獻紀錄的歷史卻幾乎完全排除了來自女性本身的觀點。在絕大部分的歷史中，教育及醫療機構幾乎全由男性主宰，因此關於女性生產的第一手資訊直到極爲晚近才開始受到重視。隨著西方人的生產地點從十九世紀開始逐漸從家中改到醫學臨床現場，女人本身也開始疏離了擁有共同體驗及口傳知識的社群，分娩時可能感受到的恐懼及焦慮因此增加。生產向來是件苦差事，當然也很危險，不過因爲這種不確定性而增加的恐懼一定程度強化了痛覺體驗。疼痛必然代表不愉快的成見在此可能會誤導我們，讓我們以爲這個讓人類得以存續的最根本作爲一定是、而且一直是可怕的事。不過，今日許多女性不再認爲這是足以描述她們生產過程的精準說法。當然生產一定會痛，也勢必常是不愉快的，但若能身處所屬社群的脈絡中，並藉此獲得這個社群的知識、情緒安撫及經驗傳承，就可能降低恐懼以及受恐懼所影響而來的疼痛。生產時的驚恐情緒之所以變得更加強烈，部分原因是女性失去了對分娩的自主權及掌控權。從整個十八世紀一直到進入十九世紀之初，女性對自身即將生產的陳述包括了更頻繁出現的恐懼，還有更爲全面性地將一切相關責任交給醫療機構。

生產本來只是一個自然的過程，後來卻逐漸被重新分類爲醫療行爲，這個改變就是醫療相關機構在緩慢侵蝕女性掌握自己身體的自主權。這是女性被隔絕於有關「自然」生產的論述、文化及社群之外的結果。但無法否認的是，這也降低了嬰兒和母親的死亡率，只是在生產已「文明化」的二十世紀歷史中，我們不禁要懷疑痛苦是否眞的有因此減少？喜悅是否眞的有因此增加？今日許多國家有了更多的生產選項，女性因此得以重新拿回掌控生產相關資源的權力，於是獲得了足以限縮生產創傷及恐懼的知識及安心感受。

種族

隨著痛在整個十九世紀完全成爲醫學領域的議題，人們對種族差異的認知也同時對痛的體驗及治療造成了明確影響。十九世紀的「文明」輿論中有個普遍觀點認爲，「原始」（primitive）女性生產時之所以沒有太強烈的疼痛或不適，部分原因是身體結構的種族差異讓她們對痛不那麼敏感，畢竟她們就是比較「自然」、比較像動物。文明本身就伴隨著更多痛苦，因爲文明有一部分正是由人類被強化的敏感度以及更貼近情緒波動的能力所定義而來。札齊克和丁姆斯戴爾近期的研究試圖確認在不同「種族」之間存在的實質差異，但卻沒有在受控實驗中找到任何可辨認的變數，不過普遍存在的主流文化趨勢仍根據人的粗略「分類」來將痛的敏感度及閾值進行分層。就跟對年齡的質疑一樣，針對不同「種族」具有的疼痛敏感度看法也隨著時間改變。舉例來說，從十八世紀的自然哲學，到十九世紀人類學及演化生物學的誕生，非洲「人種」被認爲基本上對痛缺乏敏感度。然而，一項較爲近期且主要在佛羅里達大學進行的研究指出，相對於擁有「歐洲」背景的人，非裔美國人對痛覺的敏感度更高。二十世紀下半葉，擁有不同學門訓練及意識形態動機的美國學者之間進行了一場漫長的競賽，他們試圖根據種族起源來描繪痛的完整樣貌，其中特別強調猶太人對痛覺更爲敏感。這些針對痛覺基本結構的描繪強化了通常源自白人男性優勢群體的文化刻板印象。正如伍卓爾和其他人在《心身醫學》中發表的研究報告所顯示，「男人比女人更能忍痛」以及「白人比東方人更能忍痛，黑人則處於兩者中間」之類的公式很常見，不過這類說法受到反駁的頻率就跟出現的頻率差不多。令人驚訝的是，這類研究仍在繼續，其主要目標是針對不同疼痛敏感度找出基因解釋，但其實其中要探討的分析範疇通常都不是奠基於基因差異的種族（race），而是奠基於文化分類的族群（ethnicity）。儘管這些基因研究都一定程度受到文化行爲及身分認同的影響，其最終目標都是想將不同疼痛指標歸因於不同的文化群體，以便有可能專門針對不同族群量身訂做專屬的臨床疼痛治療及處置手段，進而嘗試將一種文化產物轉化爲固定的生物醫學標準。無論是否立意良善，這類研究和看法可被視爲疼痛政治的一部分，畢竟疼痛政治主要就是在「文明」觀點所建置的醫療及社會體系中受到建構及調控的方式。根據定義出誰的痛最重要、誰的痛又根本不被當作一回事的這類觀點史，相關研究趨勢確實隨著時間有顯著改變，但針對隱藏在這類研究之下的各種預設及特權卻也始終缺乏應有的反思。這種基於白人、「文明」人建立痛覺效度系統而造成的汙名，以各種方式追隨著文明本身建構過程中不停變動的論述及物質結構。

都會焦慮

工業化城市的興起，尤其是讓電力普及使用的電氣化，大大影響了人們對疼痛本質的理解。直到一八七〇年代，整個工業化歐洲的神經疾病都被歸類爲體液失衡、憂鬱發作、躁狂和歇斯底里（圖7）。這些症狀無論是被視爲心理上的疾病、或是像歇斯底里一樣被視爲生理上的疾病，總之都被賦予強烈的性別化傾向。這些症狀被認爲特別會發生在女性身上，如果發生在男性身上則會被視爲女性化或性倒錯的跡象，而且通常會被視爲嚴格醫療定義下的疾病和病症之外的症狀來進行醫治。儘管這些症狀很令人痛苦，人們卻普遍認爲這些「痛苦」不是眞實的，而是「想像出來的（心智活動）」，又或者是受到游移的子宮（errant wombs）及原欲過剩的影響而缺乏情緒控制能力的結果。從十九世紀的最後四分之一到二十世紀的前數十年，這些身心困擾問題的分類方式在命名法及性別化方面都出現了改變，改變過程也受到都會人口爆炸、機械發明，尤其是戰爭的推動。文明中的現代性本身就可能會對肉體健全造成威脅。鐵路意外的受害者就算傷勢不嚴重或治療好了，卻仍可能必須忍受就定義上無法歸因於身體損傷相關效應的各式創傷。「鐵道脊髓病」（Railway spine）就是在一八六〇年代爲了定義這種全新病狀而創造出來的詞彙，這種病被認定是當時科學還無法明白但絕對存在的一種神經系統損傷。創傷後壓力症的觀念也是因此逐漸發展出來，只是後來著重的焦點出現了重大改變。當時的人認爲「鐵道脊髓病」

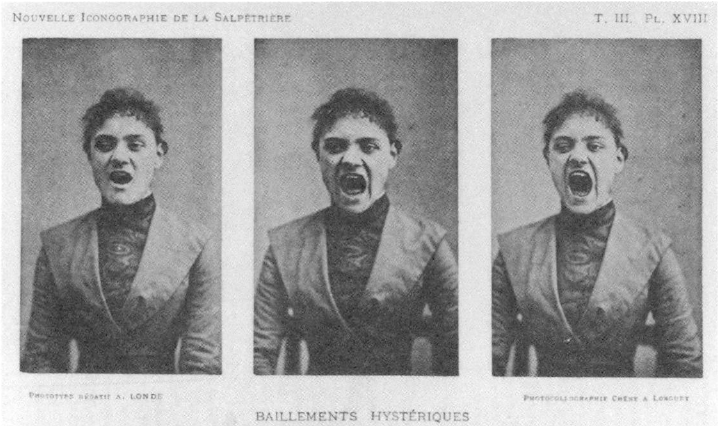

圖7｜歇斯底里發作的女性在打呵欠，薩爾佩特里埃醫院拍攝的肖像（1890）。

就算不是一種心理失常，也是「體細胞」相關的疾病，而研究這種病症的領頭羊艾里克森（一八一八—一八九六）特別擁護後者的立場。就算無法確切找出生理或身體的病狀，他認定身體的一切都牽涉到物理的運動形式——這具身體被納入機械動力的工業形式——而這些運動形式也會反過來影響身體。於是不停出現各種神經症學家希望爲情緒痛苦找出體細胞層次的解釋。反對的聲音當然也不少，其中最著名的是巴黎的沙可（一八二五—一八九三），不過整體而言，在身體、神經和心理創傷之間找出新連結的趨勢已然成形。

就算（再常見不過的）鐵路意外持續產生出患者，鐵道脊髓病的症狀仍只發生在少數人身上。更普遍的問題是逐漸成長的布爾喬亞階層出現的大量症狀，他們擁有更細緻的敏感度、對痛的忍受度更低，而且更無法應付這個生產、維繫，但同時也困住他們的大環境。城市開始電氣化，夜晚也燈火通明。感官及身體接受到的各種刺激超越了個體的掌控範圍，人們二十四小時都會受到令他們感興趣或分心的事物轟炸。屬於現代的神經衰弱者於焉誕生，那是一種病態的神經不安狀態，這樣的人無法應付由都市及都市化事物中的複雜性所誘發的痛苦。在十九世紀的最後幾十年，所謂神經衰弱的典型特徵包括了一連串輕微症狀，例如疲倦、頭痛、高血壓，以及讓人低落卻又徘徊不去的憂鬱傾向等。男性和女性都接受了當時的強勢看法，將歇斯底里性別化爲女性受到全新種類神經疾病侵襲後的結果。在工業文明完全無視其中諷刺地將人民驅趕上第一次世界大戰的殺戮戰場時，神經疾病愈來愈常跟戰爭創傷連結在一起，也因此更常與男性相關。對那些深受文明痛苦折磨的人而言，這樣的痛苦實在太過眞實、太讓人虛軟無力。不過，文明的歷史展示了痛是如何被創造、轉移、無效化及有效化，也在這個過程中不停改變其立基的範疇並碰觸到不同族群。痛要有效化的重要性有很大程度在於讓我們有辦法深入理解各式各樣的痛苦。患有歇斯底里的男人在一八八〇年代幾乎得不到同情，但到了一九二〇年代，同樣的症狀有了全新的病理定義、獲得一系列全新的治療方式，而且——至少有那麼一陣子——獲得了全人類的同情。

第五章 同情心、同情和同理心

我們已經以許多方式談及「同情心」（sympathy）和「同情」（compassion）作爲和他人一起痛苦或將他人痛苦視爲自身痛苦的概念。「同理」（empathy）則是二十世紀爲了描述類似現象而創造出的全新詞彙。在幫助人們決定誰（或什麼）處於痛苦之中時，同情心及其相關概念在過往及現在都持續扮演了不可或缺的角色。由於最近數十年來尋求同理心背後生物機制的探索，我們展開了尋找人類大腦中特定工具的神經科學探險，根據電機工程以及「鏡廳」的比喻，這項機制將會解釋我們是如何感知到他人正在痛苦。不過，在將同情心或同理心工具化並藉此確立了誰的痛才算數之後，也就等於決定了誰的痛會獲得治療或改善、而誰的痛會遭到忽視。這就是疼痛政治的根源。

痛的脈絡

同情心的古怪之處在於，就算我們有能力辨識自己身體之外的疼痛，卻常是在不可能的地方發現痛的存在。我們會感受到存在於不同客體及各種故事中的疼痛，也可以在噪音和不協調的音響中感受到疼痛。主體的情感反映可以幫助他們建立起疼痛經驗的社會卽時性回饋（social contingency）。無論人類體驗他者疼痛的生理學或神經學常數爲何，這些造就生理學及神經學刺激的原因絕非固定不變。人們願意賦予同情心的客體會改變，這樣的改變有時是經歷了極大的時空變化而來，有時也可能只是我們自己經歷過相對短暫時光後出現的改變。沒有任何明確的關鍵足以定義苦難的模樣或故事。

或許我們都體驗過同情疲勞的那一刻。就某種程度而言，同情疲勞可以透過一個新聞週期來總結說明：我們的注意力會被戰爭、自然災害和飢荒所導致的人類苦難所吸引，但相對來說也會更快速地失去興趣。桑塔格（一九三三—二〇〇四）就會強調在反覆接觸到那些苦難的過程中，同情心會以相對速度轉變爲冷淡或甚至輕蔑的情緒。我們透過攝影鏡頭大量吸收戰爭的資訊，直到一切跟虛構陳述在分類範疇上再也難以區分，而我們平常面對的大多數虛構陳述或許是設計來挑動我們的情緒，但主要還是爲了要娛樂我們或讓我們掏錢消費。因此，那些讓我們痛苦的事物很可能隔天又會成爲我們的快樂來源。

沒有比外科手術世界更能經典演示出同情心有多脆弱的地方了。蘇格蘭啟蒙運動的哲學家休謨（一七一一—一七七六）在一七三〇年代認識到，若要感知到存在於另外某處或某人身上的痛覺，這種能力仰賴的是認識痛的因果關係，而非有辦法真正去深入理解特定痛覺本身。他把外科手術當作主要的案例。當時還沒有麻醉劑的使用，手術必定帶來痛苦是一種共識。休謨想像那些外科手術工具、繃帶、熱鐵，還有患者及手術執行者的焦慮情緒，於是內心湧現因爲憐憫及驚恐而激發出的同情心。痛在此並未直接現身，而是被間接暗示出來。痛的原因是物質性的，人們腦中可預測的各種結果則是提取自回憶。若是今天需要準備一場重大手術，我們可能會沒有意識到造成痛覺的物質性原因，也不會直接感覺到任何的痛。若患者在抵達手術室前就已接受了全身麻醉，患者本人及其家人就不會有機會仔細檢視那些醫療器材，外科醫生也不需要應付患者承受劇痛的表情以及可能發出的慘叫。我們或許可以在這種想像場景中淡然或甚至讚嘆地欣賞一把十八世紀的骨鋸。這樣的畫面中沒有等待我們的驚恐情緒，更別說是泉湧而出的同情心。

在麻醉劑開始使用之前的年代，外科醫生必須時時保護自己不被同情心擊潰。儘管外科醫生變得習慣在面對他人痛苦時保持鐵石心腸的指控應該是杜撰出來的，但爲了儘量減低對患者造成的創傷，他們確實需要擁有穩定的雙手及熟練的執行速度。爲了確保過程中的「專業」，反覆練習是讓自己能習慣性保持冷靜的一個必要元素。到了一八四〇年代，氯仿和乙醚的發現迅速改變了外科醫生的世界。手術房內的物質性物件不再有辦法激起驚恐情緒，因爲不再能被認定爲痛的原因。外科手術工具及敞開的血淋淋肉體本來跟疼痛體驗連結在一起，而將這個連結斷開無疑是個漫長且不總是直截了當的過程。不過，因爲手術使用麻醉劑而造就的科技進步，讓外科醫生可以沉著地進行練習：雙手穩定、腦袋清醒、情緒冷靜。一八八〇年代，著名的加拿大醫師奧斯勒（一八四九一一九一九）就曾對因爲手術練習而焦躁不安的所有學生保證，反覆練習可以最大程度地消除同情心所帶來的痛苦。在患者面前不小心顯露出恐懼和焦慮會失去患者的信任及信心。「沉著冷靜」是外科醫生的準則，而且就長遠而言，這個準則可以拯救他（外科手術在奧斯勒的年代幾乎完全是男性的天下）和他的患者。

在當代的醫療現場，我們還是可以發現人們有意識到痛的物質原因——也就是在我們身體受到任何影響之前，情緒就已先受到影響。世界衛生組織（WHO）在二〇一五年十月的報告中指出，注射疫苗當下的疼痛是會造成孩童照護者焦慮的最顯著原因之一。由於擔心這種焦慮會讓照護者不帶孩童去注射疫苗，世界衛生組織提供了一系列建議施行方針，就爲了確保不要過度激發旁觀者的同情心。注射疫苗者被指示要保持冷靜、保持合作開放的態度、具備完善的相關知識，而且使用不會激發他人情緒的語言。孩童必須被擺成正確的姿勢以免看到針筒，極年幼的孩童可以由照護者抱著。施行方針也建議在注射疫苗前先進行哺乳（在文化可接受的情況下），並準備好隨時可用來分心的玩具、影片等物件。簡而言之，疫苗注射站的氛圍必須在轉化後不再令人立刻聯想到其首要用途：注射疫苗。當照護者比較不焦慮之後，接受注射的孩童本身更容易受到較爲平穩的情緒影響，也就比較不會在注射當下或剛結束時感受到強烈的疼痛。於是，同情心不只是由痛的因果關係所激發的情緒性痛苦，這個潛在媒介也會傳遞足以強化痛覺的焦慮及恐懼。儘管在許多例子中，對痛苦的人付出同情心可以幫助減緩他們的痛苦，但在其他案例中，這也能讓情況變得更糟。

有關同情心的知識

什麼是同情心？同情心是怎麼運作的？這類疑惑已經困擾了學者好幾千年。從古典時代的柏拉圖（卒於西元前三四八／三四七）到二十世紀初期的謝勒（一八七四—一九二八），或甚至到更之後的時期，針對人類感受他人痛苦能力的有效定義及功能性解釋，不停在改變其立基範疇，相關的術語也一直在變動。這項能力被像是十八世紀的道德哲學家兼政治經濟學家亞當．斯密（一七二三—一七九〇）及十九世紀的達爾文這類指標性人物視爲人類文明的基礎。他們對同情心的本質及運作方式並沒有完全一致的看法，但都各自以自己的方式讚嘆同情心所帶來的效果。大多數演化生物學家普遍同意，包括人類在內的許多物種都已經演化出了關懷他人的本能（other-regarding instinct），不過達爾文在《人類的由來》（一八七一）中觀察到，同情心在人類之中的發展仰賴「公衆意見」，而這將問題帶進了文化及政治的領域。當我們想把這樣模糊不清的概念在其他語言或時代中進行完整而相應的定位時，問題就更複雜了。在英文當中有一個跟同情心及同情相關的字彙是「憐憫」（pity），不過它在希臘文及拉丁文中擁有獨立的字源。根據康斯坦在《改頭換面的憐憫》（二〇〇一）中指出，在希臘羅馬世界中，憐憫這個詞的多義性讓任何想從中簡化出人類基本單一特質的人不知如何下手，不過此詞永遠能用來指稱他人的疼痛及苦難，就像是希臘文中的「eleos」或「oiktos」，又或者是拉丁文中的「misericordia」。[1]

1 譯註：這三個字都有pity、mercy或compassion的意思。

不過既然足以代表正統「憐憫」之意的字有這麼多——或說找不到這樣一個正統的字——應該要能在我們試圖理解憐憫的客體時暫停下來思考可能遇到的問題。沒什麼事物是天生或本來就可以受到憐憫。舉例來說，我們或許會對希臘人對待戰俘的方式感到驚恐，並因此將希臘將軍貼上「缺乏憐憫」的標籤，但這麼做的我們並沒有顧及時代脈絡。憐憫就像同情心一樣，是替人的天性另外添加了當下的脈絡及政治，但這並不是說那必然是種算計的結果。政治文化和政治倫理也很大程度地受到教養及習慣的形塑。在歷史的長流中，只要是將克制仁慈、憐憫或同情的作爲合理化的做法，都是在宣稱受苦的客體——無論是奴隸或昆蟲——並不值得寬厚的對待。這種歧視是受到文化的制約，但我們（總是）會表現得彷彿一切都是自然的結果。

同情心作爲一種社會現象的重要性在十八世紀被推到了最高點，關於認知他人苦難在文明運作中所占據的關鍵地位，各方學識出衆的哲學家提供了許多論述。斯密、休謨，以及身兼哲學家及政治家的伯克（一七二九—一七九七），都在各自針對社會凝聚及崩毀方式的陳述中強調了同情心的地位。斯密的作品大概在其中最具影響力，對他而言，同情心是一種足以區分文明社會及更「原始」文化差異的一種社會紐帶（social bond）。個體之間深入理解彼此情感經驗的能力，是人們在進行道德行爲和社會行動時不可或缺的基礎。理解他人的感受被視爲良好行爲不可或缺的準則，畢竟對他人表現出同情心很可能促使他人禮尚往來。爲他人的情緒痛苦提供援助，可以確保你在需要時也能獲得同樣的回報。因此，對於斯密這類人而言，同情心確保了「黃金法則」（Golden Rule）這個以自利爲中心的概念更能順利運作。

隨著十八世紀末期愈來愈關注何謂自由以及功利主義的快樂及痛苦方程式，理解誰在受苦以及爲何受苦的能力成爲倫理及政治經濟的核心議題。到了十九世紀中期，功利主義哲學家彌爾（一八〇六—一八七三）在他的《論自由》（一八五九）中建構出了以下這個「傷害原則」：「唯有爲了阻止對他人造成傷害，我們才有權違反人的意願，去正當地限制文明社群中任何成員的自由。」此處的預設（我在第四章有進行關於「文明社群」的註解及說明）是「傷害」——包括廣義來說的所有受傷、疼痛、受苦、損傷——都可以被辨識出來，而且可以透過立法來預防。這種認知也形成了一種行爲準則，此準則預設個體會意識到自己的行動何時會對他人造成傷害，並因此改變行爲。對於何謂「受傷」的普遍理解成爲道德行爲的指導原則。

就在彌爾出版《論自由》的同一年，達爾文出版了《物種起源》（一八五九）。達爾文挑戰了他在斯密及彌爾論述中發現的同情心結構，否定爲了緩解苦難而付出同情心的作爲是要符合道德而刻意爲之的選擇。對達爾文而言，最成功的社會之所以能成功，正是因爲他們的同情心本能（因此也包括他們的道德觀）都早已內建好了。以緩解鄰人苦難爲基礎的原始社會是透過演化而得以存續。他們在本質上就是道德的，並在文化的強化下朝文明化的方向進步。達爾文和他的部分追隨者期望文明的巓峰得以預示生存奮鬥的終結：這是人類征服自然狀態的勝利，而只有最適者得以生存，而且生存下來的大多數人都是由痛苦及苦難所定義出的存在。那樣的勝利若是眞能到來，就必須奠基於不停提升的同情能力及此能力的細緻化。隨著時間從十九世紀逐漸推展到二十世紀，各方論述的焦點逐漸從同情心轉移到同理心，並開始探索人類深入理解他人苦難的能力本質。

雖然達爾文當時的遠見已算是歷史，這種針對他人苦難擁有內建感知力的觀念仍持續對之後的研究有所啟發。這個領域的研究工作跟更廣泛的心智理論研究相關，而心智理論的目的是理解人類及動物識別自身及他人心智的各種能力，以及究竟是什麼導致部分個體無法擁有這些能力。心智是非物質的存在，但仍有些認知科學家一直嘗試要透過神經成像設備找出與心智理論有關的特定大腦「機制」。功能性磁振造影可以偵測出因爲神經活動而在相應大腦部位造成的血氧濃度改變。這樣做是爲了確認大腦在執行任務、思考任務、檢視圖像，或是聽見聲音等情況時，分別「亮起來」的部位會是哪些。於是，同理心研究更精確地探索人是如何從大腦層次深入理解他人的痛及情緒，因此也開始尋求這類神經成像設備的協助。

同理心的「線路」結構

在感知及對抗自身疼痛的這組神經通路，以及感知、體驗他人疼痛的神經通路之間，有什麼功能性的連結或重疊嗎？這種疼痛／同理心幾乎共同運作的狀態奠基於一個假說，此假說認爲光是目睹疼痛就能產生跟直接體驗疼痛類似的生理效應。相關研究一定程度而言也證實了這個假說，顯示出大腦中的內源性類鴉片系統——也就是腦內自然形成的止痛劑——會在看見他人痛苦的畫面時啟動，就跟自己直接受傷時一樣。隨著神經科學和社會科學兩個領域關係愈來愈緊密，神經科學家在探索運作痛及同理心的各種「機制」時，也會使用社會科學的觀點來補充其不足之處。歷史研究方法「長時段」（Longue durée）和跨文化觀點顯示，痛和同理心的體驗並非人類群體中不變的常數。就算痛和同理心可以在包括人類的許多哺乳類動物中被視爲生理常數，它們會在何時、如何出現，仍必須視主體對當下的脈絡化理解及定義來決定。

如果爲了測量受試者的反應而讓他觀看有人在受苦的畫面，這裡的預設是受試者已經明白受苦看起來會是什麼樣子。若是在基於文化及時間親緣關係的特定範圍內，我們確實有很好的理由去這麼預設，但無法保證能在範圍外引發有意識的同理心。若是面對受苦畫面時無法出現運作同理心的大腦活動，可能的解釋是自閉症類群障礙症（Autism Spectrum Disorders）的心智障礙理論。可是當人沒有能力意識到有苦難正在發生，或那樣的苦難也有可能降臨在我們身上，也可能是因爲其中缺少了合適的文化腳本。後者在亞里斯多德對憐憫的定義中至關重要，對他來說，憐憫是只有在把他人苦難認定爲自身潛在威脅時才會出現的「一種疼痛」。有些研究已經顯示，同理心取決於我們能否召喚之前親身經歷過的情緒，又或者仰賴我們設身處地想像他人處境的能力。由於情緒在不同情境下遭到喚起的情況，仰賴的不只是生理機制，還有時間及文化脈絡，因此我們同理他人的能力受限於能將對方經驗無礙地轉譯爲自身經驗的程度。這樣的轉譯結果可能非常成功，但也可能跟原本觀察到的痛覺／情緒體驗之間出現顯著落差。

神經科學研究一直試圖尋找大腦中有關同理心的「硬布線」。「鏡像神經元」

的發現已在神經科學界引發了大量爭議。這些神經元本該透過觀察其他個體的動作而被活化，就跟觀察者本身做出同樣動作一樣。換句話說，鏡像神經元消除了你我之間的距離。當你的動作讓我的鏡像神經元放電時，結果就跟我自己做相同動作時一樣。因此，鏡像神經元成爲理解心智能力理論如何運作的關鍵。不過人們在看待這樣的研究時仍抱持著一定程度的懷疑態度，其中有一部分的質疑是這樣：就算在猴子的研究中發現手的動作跟大腦活動有關，但同樣邏輯可以用來延伸解釋人類情緒腦的活動嗎？假設人類體內的這種「鏡子」確實存在，而且運作方式如上所述——確實也有愈來愈多研究支持這項理論——能藉此做出的解釋仍充滿限制。例如當我們遭遇到完全陌生的情緒表達時，又會發生什麼事呢？當社會爲我們舉起的鏡子在運算後仍無法符合我們對自身的看法時，會發生什麼情況呢？我們能夠、也確實有進行詮釋或轉譯的工作，但存在一定的限制。儘管恐懼或噁心這類情緒看起來、感覺起來的樣子早已有充分記載的各種常數，仍有極具說服力的研究指出，這些情緒其實並沒有普遍適用於所有人的誘發因子。任何物件或情緒表達的意義都是源自人們的經驗及文化歸屬，而這些經驗及文化歸屬則是在感性及理性結構都能共享的社群中受到指導、學習，並彼此強化而來。爲了辨識出何謂痛——也就是要讓鏡像神經元運作——就必須要參與或至少試圖深入理解由文化標誌及符號所構成的精密網絡。

基於脈絡的同理心

各種不同的歷史敍事都強調過這種現象：有些關於苦難的新想法不會立刻受到大家普遍的理解及認可。比如在十八世紀的激進主義浪潮中見證了反奴隸運動的興起和動物福利主義的開端，兩者都是爲了回應大多數人面對全新的倫理關懷時不再妥協的姿態。剛剛提到的兩項運動都必須對其關注對象（奴隸及動物）的狀態及意義做點什麼，其中最重要的，是讓這兩者成爲主體而不僅僅是工具性客體。毆打動物或許顯示出人類某種冷血無情的狀態，但目睹此事件的人不太可能因此而對動物產生「同理心」，因爲當時尚未建立起動物也可能受苦的概念。奴隸的情況也類似，廢除奴隸貿易運動要成功，必要條件就是要將奴隸提升到人的範疇。因爲只要將他們分類爲「他者」，就能不對他們的受虐處境感到內疚。

爲了進一步探討，我們應該記得，訴求廢除奴隸制的運動以及保護動物不受殘酷對待的早期訴求，是發生在社會出現廣泛不平等問題、人們受薪資奴役，還有都會貧窮情況嚴重的脈絡之下。如果我們可以在十九世紀的第一個十年去大城市內的貧民窟看看，無疑會對那些都市窮人在所謂「文明世界」中心受苦的景象產生同理心。那個年代的改革者沒有對此做出太多行動，這讓許多歷史學家感到疑惑，他們努力想解釋這些改革者對階級他者苦難的共鳴程度爲何遠不及種族他者或物種他者。其中一個非常可信的理論，是由歷史學家哈斯凱爾於一九八五年時首次提出，這個理論指出，人們只有在道德愧疚感能找到可行又相對簡單的援助策略時，才會願意看見或者意識到對方的苦難。當時普遍流行的觀點認爲，奴隸和動物是被迫屈服於悲慘的命運，但那些好逸惡勞的人（過得比較好的人就是這麼看待他們）過得這麼慘就只能怪他們自己。對許多人來說，這個不平等問題不是道德困境也沒有簡單解方，因此窮人只能持續處於主流情緒關注的範圍之外。換句話說，對某人的苦難感同身受——無論是付出同情心或同情——暗示的是無論在個體或社會層面都有提出救濟的可能性，以及貫徹此可能性的道德義務。當然，隨著情況改變，這種可能性也會隨之改變。同理心的神經「機制」或許是內建的，但活化機制的條件卻不然。因此，若是在尋找同理心的時候失敗了，我們或許該看看文化場景（mise en scène）。

神經化學領域對於痛和同理心理解的推展，也深刻影響到我們在世間的痛苦體驗。如果痛和同理心在功能上相關——也就是當自身經歷痛苦跟目睹他人痛苦變成同一件事——那麼服用設計來減緩身體痛覺的藥物或許也能減緩目睹他人苦難而引發的情緒痛苦。事實上，這種功能層面的對應，爲身體與情緒之間界線的緩慢崩解提供了科學依據。雖然有關同理痛楚的研究處於神經科學前沿，其實神經心理學家和人類遺傳學家已花了一段時間試圖證明，個體或許因爲社會排除、喪親之痛，或所謂「心碎」而引發的情緒苦難，其實在神經學上跟受傷導致的痛苦無異（或至少有非常大的共通之處）。功能性磁振造影設計用以引發負面情緒反應的研究中顯示出疼痛反應，遺傳學家也已獨立辨識出更有可能讓人受到「社會性疼痛」所苦的相應基因變異。此外，許多研究者已在範圍相當廣泛的各種研究中證實，一般止痛劑（例如乙醯胺酚）可以對抗這種情緒上的疼痛。對於那些在基因層面很容易感受到痛苦的人而言，固定攝取低劑量的乙醯胺酚已被確認可改善社會適應程度，也能減少社會性及情緒性疼痛的感受。相對來說，攝取固定劑量的乙醯胺酚已被證實可降低面對苦難時的同理心反應，而這個結果既有潛在的負面影響，也有正面的影響。

擁有關掉或至少限制同理心「音量」的能力，無疑對那些必須在創傷性處境中（像是戰區的醫生或記者）有效率工作的人有所幫助，不過，麻痺那些最可能感受到情緒性疼痛的人，也可能會限制他們感受他人疼痛的能力。在考慮過那些缺乏同理他人能力的人之後，我們或許也必須改變說詞，與其認定這些人的同理心運作出現了技術性失敗，或許更應該想成「同理心的痛覺缺失」（empathy analgesia）。近期的研究確實顯示，施用類鴉片抗拮劑——也就是阻礙身體自然止痛系統正常運作的藥物——會提升受試者的同理心。因此，對身體損傷的疼痛強烈敏感的人，可能代表他對他人苦難也有更敏銳的感覺。

第六章 疼痛作爲一種快樂

現代社會一直有許多人嘗試證明所有疼痛都是邪惡的。十九世紀的功利主義者就是這樣，從二十世紀晚期到現在的新功利主義者也仍在持續嘗試中，萊德（一九四〇—）就是其中一例。就萊德的案例而言，他因爲參與了動物實驗而變得極爲厭惡任何苦難，尤其是動物所受的苦難。一如往常，痛被概念化爲一種應該被減少或消滅的有害體驗。然而，正如我們之前所見，許多文化及傳統都將追尋疼痛當作活得道德高尚的關鍵，其中包括苦修主義到極端的殉道主義。而且從功能性觀點來看，痛之所以不可或缺或有所幫助其實是有令人信服的理由。每一個先天性痛覺不敏感症患者都能證明沒有痛覺可能招致的巨大風險。痛覺能讓我們時時確認是否有什麼不對勁，也能促使我們去保護已受傷的部位。因爲扭傷腳踝而跛行不是受傷的徵兆，而是復原的徵兆。如果我們無法感受到痛，就會任由受傷的腳踝承受我們的全身重量，導致沒有受到保護的腳踝迅速惡化。無論就演化或個人觀點來看，痛都是必要的，因爲可以幫助個體提升存活機率。這與其說是我們面對痛覺刺激時的強烈反射，還不如說是我們在受傷後持續的疼痛狀態中自我保護的反射。就這個最基本的概念而言，若忽略可能產生功能障礙的風險，痛可是有十足的好處。不過，如果不管以上種種，把痛明確當作快樂來追求，就會被某些人視爲不道德、變態，或是精神疾病的表現。

正視疼痛

把疼痛視爲快樂可能是什麼意思呢？這是一種功能障礙嗎？有一大堆惡名昭彰的施虐受虐者可能會促使我們給出肯定的答案，但他們絕非故事的全貌。這種感受也不能簡化成看見小丑踩到香蕉皮後滑倒的單純幸災樂禍式（Schadenfreude）快感。即便想把疼痛體驗——無論是自己的或他人的——當作快樂的想法有多令人不安，打從柏拉圖時期開始就有衆多哲學家不只認知到這種想法的存在，還認定那是人性的根本特質之一。南亞有種名叫加扎勒（Ghazal）的詩歌就深明此理，打從十二世紀開始，這種詩歌就以大量對句的形式捕捉到了無望愛情帶來的難以承受之痛，但同時又認可了愛情的燦爛美好。之前也有長跑跑者在分享軼事時證明了「跑者高潮」（runner's high）的存在，那是一種在跑完馬拉松或更遠距離之後透過強烈痛苦而獲得的欣快感。神經成像研究已開始證實這些跑者早就知道的事：那種欣快感之所以可以透過長跑增強，是因爲改變了類鴉片物質在大腦中受到處理的方式。不過，因爲正視疼痛而衍生的快樂又是怎麼回事？

桑塔格在二〇〇三年的《旁觀他人之痛苦》中花了一些篇幅談論照片中呈現的苦難是如何擁有吸引我們的力量。爲什麼我們會拍攝並觀賞大量以痛苦爲主題的照片呢？答案非常複雜，但其中一個根本原因是我們覺得自己無法不去看。他人的痛苦總是醜陋、厭惡，又令人反感。抽象地說，我們會迴避不看，但我們又總是會回頭去看。痛是褻瀆的，但正因為跟大多數禁忌一樣不該存在，所以更顯得吸引人。就像我們會爲了觀看一場車禍而將車速放得很慢——桑塔格不認爲這只是純然的好奇心，反而更像是「想看見某些恐怖場面」的真摯渴望——此外，我們也會停下來仔細看一個人被擔架抬上救護車的場面。假如我們心中充滿了抽象的關懷，那也同樣會充滿了想看見那些傷害、痛苦，甚至是死亡的抽象渴望。疼痛美學引發的厭惡以及想像受難者感受所帶來的恐懼應該要讓我們逃離現場才對。不過這些因爲視覺畫面而引發的厭惡及恐懼，也要求我們去看。不然我們要怎麼知道是什麼讓我們厭惡或恐懼呢？因此，我們總是定在原地不動，以眼神窺探，同時欣賞著他人的痛苦。

這種矛盾可以在許多地方觀察到。佛洛伊德這位精神分析開創者就藉此發展出了他的學術生涯。柏拉圖在《理想國》（西元前三八〇）中曾讓蘇格拉底重述了利昂提奧斯屈服於觀看死屍渴望的故事。在《崇高與美的哲學探索》（一七五七）中，針對人自身的恐懼，伯克略過不談，但當面對他人的恐懼或驚恐時，根據梅什科夫斯基在二〇一二年針對伯克理論的解讀，他人的恐懼或驚恐會被當作一種「讓人憐憫又快樂、疼痛又愉悅」的混合體驗。我們因此接近了崇高的體驗。此處的論據夠清楚了：當降臨在我們面前的是一個積極的目標，我們就會沉浸在喜悅或快樂中。如果認知到他人疼痛這件事對觀察者而言始終只有疼痛，觀察者一定會盡可能迴避任何受苦場面。可是我們會因為好奇那種混合了喜悅及憂傷的情緒，而刻意去觀看這類場面，之後若不得不去緩解受難場面帶給我們的痛苦，或許首先最該做的是緩解自身的痛苦，而這點只會強化一開始我們目睹他人痛苦時被激發的快樂。同情心、人性、同情——你想怎麼稱呼都行——在歷史上始終被認定是同等程度的自利及利他行動。

在十九世紀進入尾聲時，有些哲學家（或說原初的社會科學家）希望可以逆轉史賓賽（一八二〇—一九〇三）所謂的「自我利他主義」（ego-altruism）。他強調人們有在憐憫情緒中「盡情享受」的傾向，那種耽溺於他人苦難的狀態就像人們看到海豹寶寶張大眼睛時常出現的老套感受。憐憫是一種奇特的痛苦／快樂情緒，其背後仰賴的是他人的痛苦（自憐通常會被嘲笑是一種自溺的沉迷），但同時也是一種必要的人類特質。因此沒有憐憫心的人會被痛斥為怪物。然而，若是沒有痛的出現，我們要怎麼知道誰是怪物？又或者確認我們自己是不是怪物？就這點而言，痛似乎一直是穩固的社會基石。

與神連結的痛

如果這個說法聽來牽強，那麼我們該如何理解那些似乎真的喜歡身處或目睹痛苦的人呢？大德蘭（一五一五—一五八二，一六二二年封聖）是加爾默羅會（Carmelite）的修女及西班牙神祕學主義者，她就體驗過這種帶來狂喜的痛苦，人們甚至會懷疑她所描述的痛苦跟我們所知的痛苦是否真有任何相近之處。她在三位一體出現的作品中常被描繪成一隻鴿子，有個全身燒著烈火的天使會用箭或矛刺穿她的心臟。大德蘭在藝術作品中的面部表情通常會呈現出迷醉的快樂，那是幾乎如同高潮般的狂喜。貝尼尼（一五九八—一六八〇）的作品《聖德瑞莎的狂喜》（一六四七—一六五二）呈現的是大德蘭在被矛刺穿的前一刻沉浸於狂喜的狀態，許多藝術家後來也追隨著他的腳步。她自己對這一刻的描述直接啟發了藝術家在繪畫及雕塑中呈現她的方式。天使將矛從她的內臟中拔出來時，她「因爲神偉大的愛而徹底燃燒。那樣的疼痛實在無比尖銳，我忍不住呻吟了好幾次；由劇烈疼痛帶來的甜蜜感受是如此強烈，任何人都不可能想失去它」。大德蘭經歷的痛不只是身體的痛，她還用靈魂去體驗了那份痛。正如研究大德蘭的學者伯巴拉所指出的，對於日常的身體疼痛，她跟任何人一樣感到不快且困擾。不過這個在宗教上深具象徵意義的疼痛體驗及其伴隨的異象，正是透過其中極爲痛苦的本質來達成與神合而爲一的狀態。

大德蘭絕對不是唯一將激烈的疼痛體驗和狂喜時刻連結在一起的人，不過我們在推論其中具有某些原始的情欲意涵時也必須小心謹慎。蘇西尼（一七五四—一八一四）的作品《維納斯·德·美第奇》（一七八〇—一七八二）展示的是一名年輕女子在人生最後一刻的蠟製解剖模型。這名女性柔軟輕盈的裸體呈弓形，不是因爲疼痛，而是因爲狂喜。這個狀態非常詭異，因爲她從恥骨到胸廓的肌膚都已切除，內裡的臟器裸露並可以一層層取出。這個畫面一方面散發出情欲及性感的氛圍，但也讓人有一種病態及血淋淋的感受。義大利波隆那的波吉宮就收藏了這件作品的複製品，其說明表示，這件作品的「疏離效應」會造成我們難以直視，因爲此模型背後的論述聚焦的是人類將自身奉獻給死亡的「敏感性」。如果這件作品中有呈現出疼痛——我們或許會想怎麼可能沒有——那也跟狂喜到極致的靜謐無從區分。

在二〇一三年的作品《痛、快樂和變態》一書中，山本-威爾森強調，在一個疼痛及苦難俯拾卽是、而且受苦被建構爲高尚美德的世界中——神授予的痛是罪的報應，同時是讓人預先承受了之後下煉獄服刑所要受的折磨——這種被虐待狂的概念幾乎不需要再進一步的明確定義。就某種層面而言，所有人都是被虐待狂，在利用自己的疼痛轉化爲一種充滿神性的喜樂。這個情況後來出現改變是因爲宗教改革拒絕將疼痛當作滌罪行爲。於是，當疼痛的神學目的被摧毀之後，在疼痛沒有用處時仍享受疼痛才開始被視爲變態行爲。在新教徒的世界中，一些天主教神職人員的懲戒性作爲很可能都有激起愛欲（Eros）的疑慮，而此現象足以推論證明這些尋求疼痛的作爲其實都隱含了性的道德敗壞。

痛和性

新教世界本來有很多機會透過英國的學校教育否定這種性的道德敗壞。對於老師和學生而言，懲戒——棍棒與鞭條——成爲教學中最重要的一環實在是始料未及的結果。英語中的痛和性愉悅在此脈絡下的連結首先可在沙德威爾（一六四二－一六九二）於一六七六年的劇作《維托索》中找到。史納爾這個角色在愛情利害關係、性生活不檢點，還有猥瑣下流的淫穢話語之中，對棍棒的特殊癖好就是從學校生活延伸過來的。打屁股和鞭打在十九世紀的法國收穫了「英式道德敗壞」的稱號。在沙德威爾之後，許多文化指涉都和源自疼痛的性愉悅有關，不過那些作爲當時都還沒有被正式命名。在《芬妮希爾》（一七四八／九）這本小說中，有位巴爾維爾先生只有在被鞭打或鞭打他人時才能享受性行爲，這種現象在十九世紀末被性學先驅克拉夫特－埃賓（一八四〇—一九〇二）透過照片捕捉了下來（圖8）。根據小說中芬妮的說法，這樣一個「受詛咒（的男人）要被鞭打才能快樂，就像受老師教訓的小男孩」。跟芬妮在差

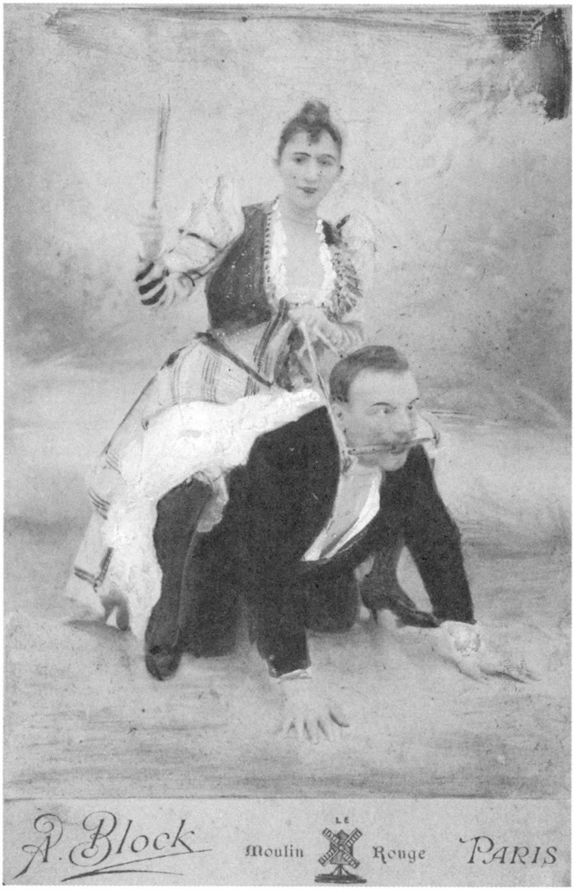

圖8｜克拉夫特－埃賓，《穿著紅夾克的男人手腳跪地，手拿鞭子的著裝女子騎在他背上》（約1896）。

不多時間展開的冒險旅程的還有霍加思（一六九七—一七六四）的《煙花女子墮落記》（一七三二），這組系列畫中的第三階段就有明確把樺枝鞭條掛在哈克包特工作床鋪後方的牆上，旁邊還掛了一頂女巫帽。陪伴她的貓甚至擺出一個準備好接待嫖客的姿勢，讓這個將妓女及惡魔連結在一起的畫面更爲完整。這類例子的驚人之處不只在於把疼痛當作性愉悅的場景很好理解、出現時也不讓人驚訝，還在於這種原本可能被視爲變態病症的事物跟最放蕩、不道德，以及墮落場景之間的連結是如此牢不可破。儘管如此，《芬妮希爾》和《煙花女子墮落記》都獲得了非常好的反應及迴響。

打從十七世紀初開始，就有許多不同學者嘗試要將痛令人快樂或甚至狂喜的可能性理論化。梅波姆（一五九〇—一六五五）在一六二九年以拉丁文針對這個題材發表了一部專著，他遵循歷史悠久的傳統將許多精妙議題藏在這個屬於知識分子的語言中，這部作品就是《關於在遐想中使用激情》。這部專著在薩德侯爵出生的一世紀前出現，證明了後來爲人所知的「施虐狂」在更早之前就已萌芽。這部作品在一七六一年的英文翻譯版本名爲《在性事中使用鞭笞論》，其中出現了以下直白又驚人的陳述，「有人因爲棍棒敲打的刺激而想要性交，因爲受到毆打而欲火焚身；而那個讓我們身爲男人的部分，應該要因爲令人痛快的鞭打而迷醉高舉。」梅波姆發現這類行爲可以追溯到拉提姆地區的第一位神話國王皮克斯，根據他的論述，這類行爲一旦接觸後就會習慣，就彷彿人的第二天性。不過他又補充了一段漫長的生理學說明，其中解釋腎臟是生產男性「種子」不可或缺的器官，而浪蕩子和那些「太頻繁重複（性）行爲而耗損」的人應該要「透過鞭笞來補救」。

因為在被毆打的過程中，與產生精液相關的物質會熱起來，特別是來自身體受鞭笞而疼痛的部位，血和精氣因此會更大量地聚集起來，直到熱氣傳遞到生殖器官，而那些變態和狂熱的渴求同時也會獲得滿足。

儘管這個解釋沒能撐過時間的考驗，此習俗所反映的觀念仍有其重要性：人們很可能爲了獲得滿足感而去贊同這個預期透過疼痛獲得性愉悅的脈絡。透過疼痛獲得狂喜的漫長歷史更是進一步證明，人所受到的傷害以及我們通常稱爲疼痛的不適感之間其實缺乏直接關係。施虐受虐行爲強調的是疼痛產生的意義——在大腦內部以及當下世界脈絡中發生意義的情感建構——永遠可以推展到各種難以預期的地步。當伴隨傷害出現的是恐懼、焦慮，還有失去掌控權的感受時，疼痛就可能變得難以忍受。然而，當隨著傷害出現的是信任、快樂，還有可能帶來性狂喜的預期心態，那就有可能讓疼痛變成眞正受歡迎的床伴。

疼痛能與不同元素共同運作出不同效應的證據可追溯到至少已有一千八百年歷史的《欲經》。此書在一八八三年英譯本的第五章開頭寫道：「所有可被親吻之處也能被啃咬，只有上唇、口腔內側和眼睛除外。」以疼痛爲快樂的情欲文化存在於許多歷史中，日本的緊縛／繩縛文化就是直到今日都還有人在實踐的其中一例。繩縛這種藝術形式及情欲實踐，是改編自忍者用來控制囚犯行動的補繩術（Hojōjutsu），其中牽涉到繩師（Nawashi）和同意受綑綁的模特兒或夥伴之間的動態關係。用這種特殊的方式綁繩是爲了啟動敏感帶，整個情境是受到複雜的權力關係、疼痛、快樂及愛欲所定義而來。

受虐狂的典型案例出現在薩克-馬索克一八七〇年出版的作品《穿貂皮衣的維納斯》（德語原爲：*Venus im Pelz*），我們可以在書中跟隨著自我放棄的角色沙文律自願成爲汪達的奴隸。本書使用的意象大多取自殉教史及歷史上牽涉到鞭打及懲戒的天主教教規。沙文律的性幻想是以殉道者般的愉悅疼痛來陳述，汪達則警告他要是一個不小心可能就會成爲女人的殉道者。故事中的汪達曾有一次對他說，要是他在極度痛苦中被打死看起來會有多美好，那時的他會有「殉道者的雙眼」。汪達用來支配他的主要工具是鞭子，因爲鞭打而受苦的沙文律則被綁在柱子上。不過這類牽涉到聖徒或靈修之道的描述總會被缺乏宗教虔誠性質的故事主脈絡所推翻。汪達代表的維納斯是異教的女神，而她默許沙文律當她奴隸的計畫是奠基於「美女及繩縛」的古典宇宙觀。沙文律自承他需要被「治好」。他想被奴役的需求只能透過成爲奴隸（以及遭到背叛）本身才能治癒，而施虐文化的基石就建立在這樣的矛盾之上。仇恨、忌妒還有疼痛都被認知、體驗成愛、喜樂和快樂，而儘管沙文律反覆驚呼折磨他的人是多麼無情又邪惡，卻也只是透過這個過程更加臣服於她的權力。疼痛在此不只是產生性興奮和滿足感的工具，還成爲促進彼此依附的情感連結。由於無法和所愛對象以平等之姿共存——此處性別關係的結構動力就是明確呈現出這種狀態——人只能選擇征服他人或被征服。鞭子、高跟鞋、被迫限制行動、用軛套住頭——所有這些施予疼痛及體驗疼痛的手段，都是爲了確認或重新確認沙文律自願簽定的主奴關係契約。儘管沙文律受到的折磨幾乎讓他自殺，他卻只有透過疼痛才能讓自己和汪達的情感連結——他的愛——變得具體。他的疼痛和受苦顯得恐怖、駭人，卻也能帶來狂喜，同時更是愛的證明。

性學

有些人試圖以動物行爲作爲基礎來間接解釋爲何痛和快樂可以共同出現，又或者是藉此更精確地討論痛和性的關係。具有開創地位的著名性學家艾里斯（一八五九—一九三九）曾在一九〇三年爲了解釋愛侶之間「跟疼痛的密切關係」，間接暗示人類的哺乳類動物性足以解釋「戰鬥……以及求偶過程……之間親密又無從迴避的關係」。根據他的看法，演化遺緒畢竟受到了文明的敗壞，其敗壞程度是導致女性的愉悅遭到忽視，展現男性權力（因此顯得殘酷）的各種行爲則不受限制地遍地開花。女性被詭異地認定其快樂的根源在於屈服，而且這是動物求偶儀式所發展出的「正常」結果。這種「正常」性關係只是艾里斯進入眞正感興趣議題的前奏，他對「病態領域」抱持更大的興趣，而此領域也啟發、催生了一整批的專業心理學家及精神科醫生。其中一位是德國的斯德雷克-諾茲（一八六二—一九二九），他試圖根據施虐受虐行爲最根本的定義來進行重新分類的工作，而所謂的最根本定義就是「沉浸於疼痛及透過疼痛而產生的性興奮」。就跟十九世紀晚期大部分知識分子創造新詞的作爲一樣，斯德雷克-諾茲強烈擁護一個希臘文的複合字：戀痛癖（algolagnia）。

儘管這個詞彙沒有流行起來，性愉悅源自疼痛的事實——無論是對他人施予疼痛或承受疼痛——卻被穩固地建立起來了。此外，對於像艾里斯這樣的專家而言，這種事實就算不位於正常範疇內，至少也非常接近所謂正常，而且是在大自然中可觀察到且在人類行爲中可解釋的現象。至於鞭打或所謂的「懲戒」

作爲，從屁股到性器之間交疊的神經纖維一定程度地解釋了這種特定的疼痛－愉悅現象。至於施虐及受虐者，艾里斯首先論證的是，這種特定的愉悅原則是明確地跟「疼痛」而非「殘酷」或「支配」連結在一起。原因爲何呢？艾里斯的總結如下：「疼痛可以作爲性刺激，是因爲那是激起情緒最有效的手段。」精確地說，艾里斯意識到，承受疼痛的我們也承受著憤怒或恐懼，而正是這些情緒浸透了我們的疼痛後使其充滿意義。透過再次將這類感受跟演化的發展模型連結在一起，他指出這些感受並非是跟性生活不相融的存在，反而確實和性選擇密切相關。雖然這些感受有被定義在「正常」範疇內的潛力，卻更常跟那些跨越至「不正常」範疇的性行爲緊密連結在一起。在性交這個特定脈絡下，男性的憤怒和女性的恐懼本身就是能帶來愉悅的事物，而且就是透過疼痛激發而來。於是，在產生神經性病變的患者身上，疼痛成爲「性系統不可或缺的刺激物」。

今日許多文化都已拋棄二十世紀初關於「正常」與「不正常」之間的各種分界，而是生活在一個疼痛帶來性愉悅已成爲流行文化常見事物的世界中。就算總結來說只有很少數人眞正在追求參與施虐受虐行爲的第一手體驗，詹姆絲（一九六三—）的《格雷的五十道陰影》（二〇一一）大獲成功，無疑顯示了大衆對消費疼痛性愉悅一事抱持著驚人的興趣。我們或許還能系統化地說明這部作品是如何精巧地建構出透過目睹疼痛而引發愉悅的過程，但無論我們怎麼稱呼這個過程，疼痛性愉悅的存在都該讓我們停下來好好反思，更何況這個過程顯然和疼痛的功能及意義（或問題）的醫學論述缺乏連結。撇開別的不談，這個現象讓我們知道在判定疼痛的意義及其遭到體驗的方式時，情緒或所謂情感狀態所帶有的關鍵重要性。而當我們將這些知識重新運用到想理解並減緩疼痛的各種醫學嘗試上時，又會發生什麼事呢？

第七章 現代醫學及科學中的疼痛

傷害感受

當代醫學全力尋求的是診斷、定義及確定性。儘管疼痛的歷史暗示我們應該避免語言上的簡化及英語母語者的沙文主義，國際疼痛研究學會仍認爲有必要去定義相關研究的用語。這樣的定義受到許多研究疼痛的學者檢視——社會學家、現象學家，還有生物倫理學家——他們對當代醫學現場持續存在的二元論提出質疑，也說明聚焦在傷害（或者造成傷害的潛在可能性）導致醫界忽視了數百萬承受疼痛卻覺得無法向醫療體系尋求幫助的人。即便情緒疼痛已被認定具有正當性或可信度，這種將情緒及身體疼痛明確分開的觀念將使否定兩者之間交纏及依存關係的二元論無止盡地延續下去。但根據之前的論述，我們所面對的，並不是身體和情緒兩種不同疼痛概念，是同一種。

根據心理學家庫格曼恩在二〇〇〇年所指出，將身體和情緒分開之所以顯得如此容易，是因爲「長久累積下來的文化分類……將人分割爲心靈（psyche）和身體（soma）」。沃爾很常哀嘆醫生普遍缺乏疼痛的自然／文化知識，而醫學系學生對疼痛的研究通常僅聚焦於如何確診以及治療傷害和疾病。在《承受疼痛的國家》（二〇一四）一書中，佛爾曼發現全世界有百分之八十的醫學系學生都沒有學習疼痛生物學和「緩解疼痛及安寧照護現代原則」。有個大致遵循笛卡兒思想的說法如此描述整個「疼痛」過程：傷害刺激、「傷害感受」神經末端、**疼痛**訊號，最後由大腦接收訊號後再做出一系列反應，而這樣的想法仍普遍存在於醫學界。我之所以將「傷害感受」這個詞放在引號內並刻意強調**疼痛**這個詞，是因爲這兩者的用法就算有實際效用、修辭上也很常見，但其實都不正確。

首先，皮膚內的神經末梢不是對疼痛做出反應，而是對許多不同等級的碰觸、溫度或化學刺激做出反應，其中當然有些確實可能造成傷害。人體受到損傷時，透過中樞神經系統傳遞到大腦的訊號並不是「疼痛」訊號，而是受到傷害的訊號。「傷害感受」（nociception）這個字詞源自拉丁文的「nocere」，若是用來指稱「偵測到危害」或許算是正確，但實際上卻常用來指稱「偵測到受傷」，而用來偵測危害的神經則是被稱爲「傷害受器」或「疼痛受器」。然而「傷害感受」並不必然包含疼痛體驗。

身體會在受傷時嘗試在生理層面恢復體內平衡。當人體的正常功能、神經活動、體溫或化學「平衡」遭到擾亂時，出現的自動反應就是想將身體內部環境恢復「正常」。這一切生理反應都有可能參與造就了疼痛的感受，但其內涵或本身都不是疼痛。它們或許創造出被大腦解讀爲疼痛的身體環境，但疼痛的規模、持續時間或不適程度卻不是由它們決定。

此處聚焦於急性傷害的討論讓我們得以窺見，爲何「傷害感受」在人們談到疼痛時被證明爲令人信服又持久不衰的典型描述。關於有種「疼痛路徑」存在的觀念，感覺起來既合理又顯而易見到無從辯駁的程度。腳從火堆邊抽開的畫面是如此徹底地不需經過思考卽可成立，甚至在我們腦中還能生動地搭配上一聲忍不住的驚呼：「噢嗚！」任何人只要會用廚刀切傷過自己、不小心碰觸到熱鍋，又或者踢傷過腳趾，就會知道傷害刺激和疼痛之間自然產生的連結關係。但我們必須記得，我們在這樣的情況中立刻且確實地意識到自己根據眼前的脈絡及處境做了些什麼。我們爲受到的損傷（尤其是看到損傷的那個畫面）注入了所有潛在的有害意涵。疼痛體驗是在這一切可輕易取用的知識及意識中形成的。讓我們改變一下場景：許多槍傷患者宣稱在被射傷的當下沒有意識到任何疼痛，因此疼痛的感受很可能是在受害者意識到自己發生了什麼事之後才抵達。同樣地，很多曾在戰場上受過嚴重創傷的士兵、車禍受害者，還有其他受過重傷的人，都宣稱自己在傷害發生的當下沒有感覺到痛，或甚至在那之後好一陣子都不覺得痛。將這種神祕的疼痛缺席搭配上所有反覆發生的疼痛、慢性疼痛還有情緒疼痛來考量，可以發現沒有明顯的「傷害感受」足以解釋人爲什麼會覺得痛，於是我們能意識到，這種在歷史上針對疼痛功能看似有說服力且常被重提的詮釋其實並不適切。

閘門控制理論

在相當長的時間以來，現代醫學都堅持採用二元論的方式來處理疼痛，因此，極爲重要的是，我們應該將醫療麻醉劑的進步情況納入考量後，進一步將針對疼痛的醫療處置手段和理解方式與其區分開來。從一八四〇年代以來，處理疼痛的「現代」手段通常和醫療體系開始使用氯仿和乙醚有關。確實，無論就外科手術的患者體驗而言，或是考量外科手術的發展對意識清醒的患者來說太過極端，麻醉手段都是一種傑出的創新。不過，所有麻醉劑帶來的手術程序優勢只是強化了將身體感受及心理困擾截然二分的傳統，而且對深受慢性疼痛所苦的人幾乎毫無幫助可言。麻醉劑暫時關閉了人的感官，但沒有在當下加深人們對疼痛內涵或疼痛運作方式的理解。

一九六〇年代，梅爾扎克和沃爾愈來愈警覺到，在每天必須面對疼痛的醫療從業人員以及醫療機構當中，這些人對疼痛、疼痛狀態及疼痛控制手段，都處於（他們認定）極度無知的狀態。他們意識到，這些指引醫療從業人員行動的疼痛理論，並沒有精確描述出他們在治療疼痛患者時所目睹的一切。無論是疼痛路徑還是傷害規模與疼痛程度直接相關的這類簡單觀念，顯然都是錯誤的。我們需要一個新理論來解釋疼痛體驗的可變性，好進一步幫助我們理解大腦及情感在調控（又或者無法調控）疼痛體驗時的角色。

他們在一九六五年提出了「閘門控制理論」（Gate Control Theory），這個理論徹底改變了疼痛相關研究（圖9）。這個理論相當簡單，它認爲脊髓中有一個閘門，來自周邊神經末梢的訊號必須通過此處才能讓大腦得知傷害的存在。三種不同類型的神經纖維會對此閘門收到的不同程度刺激做出反應。那些訊號所匯聚出的「訊息」在一定程度上決定了哪些內容得以傳遞到大腦，又或者哪些內容會受到抑制。此外，這個閘門也接收了來自大腦發出的用來調節感受體驗的訊號。這個理論合併了過往理論的元素，包括認定特定神經擁有特定功能，以及神經訊號在「疼痛」訊號的整體傳遞過程中所具有的既定模式。重要的是，這個理論在假定不同類型的神經參與了疼痛訊號的處理過程時，不再尋找擁有傳送疼痛訊息這種特定功能的「傷害受器」或神經。相反地，這個新理論描述的是，擁有不同放電閾值的神經如何在訊號從脊髓傳到大腦時交互參與了整個調節過程。梅爾扎克和沃爾進一步描述神經刺激的強度及類型、大腦對脈絡的評估，還有主體的情緒狀態是如何決定何種「疼痛」訊號在何時被允許通過控制閘門。

另外還有些細微差異可以幫忙補充眾多主流疼痛理論中的不足之處。即便在周邊神經末梢發出的訊號都已經停止之後，從脊髓內部發

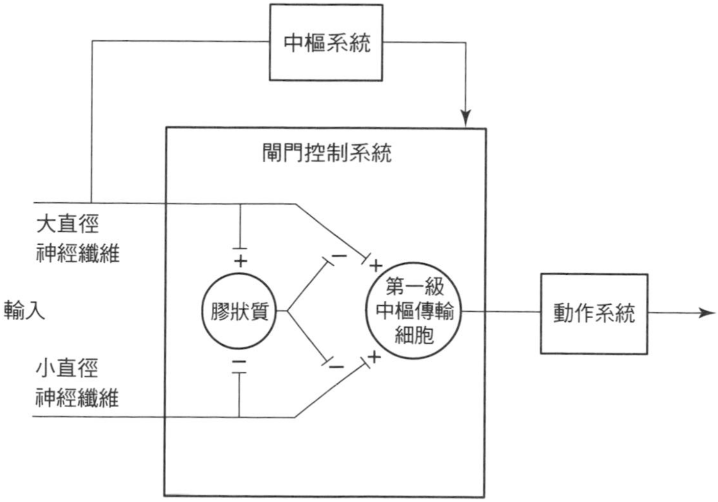

圖9｜閘門控制理論（1965）。

出的訊號也可以解釋傷害過後疼痛卻持續存在的難解案例，以及人們有可能會搞錯疼痛發生在體內哪個部位的傾向。此外，已經有理論認爲，從上升徑及下降徑進入控制閘門的訊號具有自我存續的潛力，其中牽涉到一個可以使疼痛體驗在傷害過後仍長時間存續的反應關係。不同類型神經的多重參與也解釋了不同類型的感覺失能（sensory dysfunction）。舉例來說，利用辣椒素（capsaicin）進行的敏化作用（sensitization）可以導致人在無害的溫度下也會感到「灼熱」，顯示對冷熱的敏感性閾值是可以透過人爲進行操弄的。不過，長時間大量使用同樣的刺激物會產生相反的結果，這些「傷害受器」會超載並「失靈」，造成類似麻醉劑的效果。一般來說，傳送傷害訊號的特定神經（C纖維和A Delta纖維）若是受到損傷，光是輕微的碰觸就可以使其放電。持續存在的興奮感受可能導致中樞神經敏感化，意味著閘門該有的抑制效果失去作用。在這樣的情況下，一個人可能會受到觸摸痛（allodynia，輕微刺激也會導致疼痛）還有痛覺過敏（hyperalgesia，不正常的痛覺敏感度）所苦。

閘門控制理論解開了許多謎團，讓我們有機會去探索身體在調控疼痛時的抑制機制，尤其是情感或情緒在決定疼痛不適程度時的角色。不過閘門控制理論也不是沒有問題，就算此理論讓我們進一步理解急性損傷後疼痛狀態的可變性，但並沒有好好說明慢性疼痛或是沒有（而且是從來都沒有）損傷病變時的疼痛。此外，即便深入疼痛「機制」——閘門控制確實也是一種機制——的相關研究愈來愈多，人們仍會使用「疼痛路徑」這種語言。換句話說，閘門控制所調控的訊息仍一直被理解為從周邊神經末梢系統傳遞而來、或脊髓內持續存在的「疼痛」訊息。

感覺路徑

「疼痛路徑」可說是個極為頑強的概念。就算知道疼痛無法被簡化為傷害，又或者疼痛無法單單透過周邊神經末梢傳到大腦的訊號來解釋，疼痛路徑存在的想法仍陰魂不散。人類仍在修辭上被切割為身體及心靈兩種分開的實體，兩者也有分別侷限於神經系統及心智結構的大量研究。不過這種混淆算是相對容易解釋清楚，原因之一是那畢竟是我們在體驗到急性傷害時理解自身處境的本能，也是最容易想像的一種疼痛。

我曾在五歲時被獨自留在奶奶家的客廳，盯著開放式壁爐的火光。我把一根金屬火鉗戳進爐火最熱的地方，火鉗開始發紅。然後，一種難以擺脫的好奇心促使我想去搞懂那種「紅」是什麼感覺，所以我用大拇指和食指捏了一下火鉗，而我的皮膚一瞬間就被燙出了兩顆白色水泡。在那個捏住火鉗又放手的當下所發生的事，可以用以下這段典型說法來描述：我透過反射動作立刻放開了火鉗，將注意力轉到手指上，雙眼緊盯手指，一連串訊號瞬間從指尖皮膚傳送到中樞神經系統。我的身體在非常短的時間內因爲偵測到傷害而做出反應，訊號細胞爲了調控免疫系統而產生的特殊分子被釋放到血液內並一路直達大腦。到了這時候，大腦已在評估狀況並同時投入化學物質，徵召葡萄糖上工來處理傷勢以及任何即將到來的感染問題。此外，血液中注入的腎上腺素（epinephrine）幫助我準備好採取行動，正腎上腺素（noradrenaline）則幫助大腦及其他器官嘗試將一切回復原狀。簡而言之，我的體內爲了準備好處理傷勢而有一組組訊號來回傳遞、傳入又輸出。話說到這裡都沒什麼問題，但疼痛出現在這段過程中的何處？

知覺並不是痛，只要沒經過評估就不是。大腦的評估工作也是由傷害所啟動，不過其中牽涉到各種和神經系統及大腦都無關的因素。我對熱燙火鉗的立卽反應是著迷地仔細檢視我的皮膚變化，因爲那些變化過程完全展現在我眼前（一種新鮮感），接著是恐懼——不是害怕受傷，而是害怕懲罰——然後是焦慮，因爲顯然我得立刻坦承我幹了什麼蠢事，於是羞恥感也很快隨之而來。這種知覺帶來的不適程度不停增加。描述我所做的事——「我摸了火鉗」——而引發的後續反應，確認了這個處境令人警覺、感到危險，而且帶來痛苦：「你燙傷了你自己！」唯有在這時候，我的手已經伸到了流動的冷水中，一旁伴隨著介意我怎會如此愚蠢並指責我的行爲是多麼危險的驚呼時，所有的行動、感受還有疼痛才合併成我的反身性意識（reflexive awareness）：「我燙到了。火鉗把我燙得好痛。」

無論我們對神經系統因爲傷害而做出反應的過程了解多少，都無法將其本身稱爲「一種疼痛的知覺」，但其實很難約束自己不這麼做。對傷害的評估將疼痛的體驗定義爲疼痛而非只是單純的知覺，儘管這部分很可能主要是由前腦所處理，卻也無法簡化爲單純由大腦經手的結果。正如加州大學神經學家菲爾德斯所說，「評估疼痛經驗的神經生物學仍是個未有定論的議題。」或許更重要的是，我們應該要認知到神經生物學無法提供所有答案。我們的疼痛體驗取決於一連串快速的反射及評估，而這與個人的生活及背景息息相關。對於我不乖、可能受懲罰，而且自尊心搖搖欲墜的擔憂，都只屬於當時當地的我。不會有兩次捏火鉗的事件是完全一樣的。

偶發的疼痛

當訊號在受傷部位及大腦之間的脊髓進行交換時，其實還留下大量空間容許人們進行疼痛的文化脈絡詮釋。確實，閘門控制的理論構成促使研究者更全面地針對特定部位的疼痛進行研究，不過其中有一個重大限制：這些研究仍是透過神經刺激——也就是傷害——來討論疼痛、疼痛的缺席，又或是疼痛被改變後的形態。這種模式無法有效地解釋長期受慢性疼痛所苦的人所承受的苦難。長久以來，研究疼痛的科學家總是困惑於爲何某些事物會在特定的時間或地點帶來疼痛，在其他的時間及地點則不然。面對傷害當下反應的多變性還有另一組截然不同的解釋，而且就算是嚴重創傷在一開始也可能不會讓人感到痛，這些我很快都會進一步解釋。不過，就更廣泛的意涵而言，大腦對「揉揉就會好一點喔」的實際及象徵性作爲都可以做出回應。

閘門控制理論透過討論一系列大腦及閘門是否允許疼痛訊號通過的指令，幫助我們理解疼痛。經驗能讓我們充分感到安心，告訴我們這種或那種傷害其實並不值得關注，我們也就因此不會放在心上。這種讓人安心的保證、知識及經驗，就像是足以緩解疼痛的藥膏，能帶來「揉揉就會好一點喔」的效果。不確定感和恐懼會讓痛變得更痛。這也解釋了爲何一模一樣的傷勢可能會在同一個人身上帶來兩種極端不同的反應，這樣的差異取決於傷害發生的地點和方式。在醫生診間這個令人安心的受控環境下接受疫苗接種，或許感覺沒什麼，但在試圖縫扣子時被針戳傷手卻可能帶來刺痛和緊張的情緒，而這兩種情緒都可能因為看見預期外的出血而變得更糟糕。另一方面，害怕醫生或皮下注射針頭的男人可能會在注射疫苗時感到驚恐和極度疼痛，不過因為有固定在做裁縫，反而不會覺得被縫紉針刺傷有什麼大不了。

這又讓我們回到嚴重傷勢在一開始不會痛這個令人好奇的現象。畢徹（一九〇四—一九七六）是二十世紀麻醉學的開創性人物，他很疑惑受到嚴重創傷的士兵怎麼可能宣稱沒有強烈的不適感。之後，沃爾觀察到一些案例中的受害者在意外發生很久以後，才會感受到四肢被壓碎或嚴重損傷的疼痛。更常見的狀況是，發生嚴重事故的人會宣稱不記得導致他們受傷的事件，或至少不記得當時有過任何疼痛的感受（即便那次意外帶來的長期後遺症確實非常痛苦且持續存在）。其中一個原因是知覺超載，這導致所有可能傳遞到大腦的傷害訊號都遭到阻絕。

不過如果要用比較白話的方式來理解這種人類反應，我們可以從「注意力」的角度來思考。我們只會感知到我們投以關注的疼痛。在嚴重事故發生的當下，有更急迫的問題會奪走我們的注意力，尤其像是「我該怎麼逃出去？」這類問題。再加上腎上腺素飆升以及大腦內建用來緩解疼痛的化學物質儲藏庫，人們那些驚人的描述就能獲得解釋，也就是爲何他們儘管受了嚴重的傷卻還能維持充足的意志力，並想辦法在被傷勢擊垮前把自己或其他人帶到安全的地方。這就是馬拉松跑者可以專注、士兵得以保持沉著冷靜，還有事故受害者能頑強撐到最後的根本原因。唯有等到比賽結束、戰事止息，還有確定抵達安全的休息所在之後，當我們有辦法注意到疼痛這件事，也認知到傷勢可能帶來的威脅時，疼痛才會開始出現。

根據疼痛運作方式的當代理解，情感或情緒組成元素在疼痛中扮演的角色應該極爲清楚。正如莫里斯（一九四二—）在《痛的文化》（一九九一）及沃爾在《痛》（二〇〇〇）當中都曾直白表示，沒有不包含情感組成元素的疼痛體驗。疼痛若要有可能被體驗爲疼痛，那就必然要帶有某種意義，而我們是透過與某些事物的情感互動才能獲得此意義。因此在快樂、喜悅或狂喜的情境脈絡下，受傷的意義可能就其本身而言並非「疼痛」，而且可能和在不安穩、焦慮、恐懼或諸如此類的情境脈絡下的受傷意義完全不同。除非大腦的情感整合中心有主動參與詮釋從傷處送來訊號的實質過程，否則我們不會擁有一般理解的那種疼痛體驗。這個理論已經開始以各種方式推展我們在思考疼痛情境時的思考內容邊界，而且可以透過針對那些因爲先天性無痛症（congenital analgesia）而無法體驗疼痛之人的描述來證明這一點。我們一定也要處理沒有任何傷、卻感覺到痛的可能性，而且要爲疼痛「全在腦中」的主張重新注入有意義的討論活力。

情感的重要

先天性無痛症也稱爲痛覺說示不能症（pain asymbolia），是一種會讓「受此所苦之人」無法爲疼痛狀態賦予意義的遺傳疾病。這裡需要謹慎區別的是，這種病症並不意味著感覺缺失或無法感知到有害刺激，而是無法爲這類刺激賦予意義。傷害刺激被感知爲單純的按壓、切割或抽搐等元素，但感知到這些元素的人其實對此漠不關心。有研究使用像是功能性磁振造影這樣的神經成像技術，發現這類人大腦中所謂的「疼痛整合中心」在接受到疼痛刺激時會「放電」，可是「情感整合中心」卻不會，而這正是因爲這個身體問題沒有牽涉到情緒脈絡，因此疼痛沒有被認知爲一個問題。一旦沒有了情感，疼痛的知覺會變得完全不像是疼痛。

乍看之下，各位或許會覺得這種病症可以是一個極大的優勢，但其實完全相反。在此我們回到疼痛的演化目的。持續的疼痛狀態是在持續提醒我們保護傷處，因此我們的跛腳會需要枴杖、傷臂會需要吊三角巾，脖子也會需要頸圈之類的護具。這些器材只是在強化我們無論如何都應該做的事：因爲害怕傷勢惡化而限制行動、加壓，以及穩定傷處。唯有透過這樣的暫時休息，傷處才能痊癒。但先天性無痛症患者就算傷到腳也不會跛行，手斷了也會無動於衷地繼續投球。這種保護傷處的無能——情感無能——會導致他們的骨骼、關節和肌肉，相較於能以「正常」方式感覺疼痛的人來說耗損得更嚴重。直白地說，疼痛幫助我們活下去，而確保這個模式運作的必要元素就是情感。

如果能正確地感知，身體疼痛仰賴的是大腦情感皮質的規範性功能運作，那麼疼痛取決於實際傷害的程度究竟有多少？一方面，最新的研究正在全面性地重新將身體及心靈連結成一個生物文化或生物社會實體，其中的痛無法被簡單地歸於身體或心靈其中之一，也不能將其從所屬的社會或文化脈絡中獨立出來，而在此同時，新的研究也在未有組織損傷卻出現疼痛的臨床領域打開了重要的可能性，這些可能性就是「情緒性疼痛」和「社會性疼痛」。

十九世紀的實證主義者總是假定疼痛存在的地方一定有傷害存在，如果沒有找到的話，唯一的合理解釋就是當下的外科手術及／或生理學的精密程度不足以發現傷勢。這個看法爲整個二十世紀籠罩了濃重陰影，也是一直以來疼痛在「生物醫學」領域被定義的基礎，在這樣的定義中，「心理」或「情緒」疼痛被視爲不眞實的存在。眞實的疼痛狀態的存在或許並不需要實際傷害存在的觀念形成得非常緩慢。另外一個被十九世紀專家及其二十世紀追隨者所擁護的論點則宣稱，沒有實際傷害的疼痛「全在腦中」。進入二十世紀後，爲了解決大腦內的疼痛問題，腦白質切斷術（lobotomy）是常有人進行的手術，尤其是在美國，卻因此以安寧醫療爲名造成了更多嚴重傷害。

神經科學研究開啟了巨大的可能性。我們在觀看大腦功能性磁振造影影像時，確實有部分現象值得也必須讓人抱持懷疑態度，但除此之外，大腦中跟情感或情緒行為有關的部分參與了疼痛狀態是不爭的事實，而且同樣是大腦的這些部分，在受到刺激時參與、複製了疼痛的情感條件，但其中又不牽涉到任何身體上實際的傷害。換句話說，我們可以在身體完全沒有受到任何損傷的情況下，觀察到賦予疼痛意義的事物——使疼痛眞的讓人感到疼痛的事物。我們應該要理解的是，這不是將心靈及身體二分開來的新模式，而是表達大腦在身體中的物理性，以及非傷害刺激如何影響我們對於生理及情緒層面的感受方式。

神經科學研究讓我們在繞了一圈後再次回到全球不同語言中各種原初的疼痛概念。哀痛、憂鬱、恐懼、焦慮之類的情緒都可以被重新理解為「疼痛的」。在一個現在已經很有名的測驗以及自二〇〇三年以來的一系列文章中，艾森柏格檢測了同儕團體中社會排除所引發的效應。她利用了「網路球」這款電腦遊戲，玩家在傳球給彼此的同時也在接受掃描，因此可以看到玩遊戲的人的大腦活動，艾森柏格證明了，那些在遊戲中被排擠者的大腦活動跟人們出現生理疼痛時的大腦活動類似。那些感覺自己被排擠的人所經歷的情緒折磨，就各方面而言都跟生理疼痛一樣。因此，體驗生理疼痛時不可或缺的意義生成過程，似乎就跟體驗排擠、霸凌，以及哀痛等情緒時一樣。心碎——描述情緒性疼痛最典型的陳腔濫調——的痛苦結果跟斷腿的痛苦是同一件事（不過當然後果不同）。如果說，打從遠古以來就一直有「任何人的感覺都會『受傷』」這樣的說法，當代醫學是直接開始透過神經科學對此進行實質驗證。或許，在這類社會性疼痛以及因為生理傷害而產生的疼痛之間沒有確切的功能性關聯（當然在每個案例中都還有其他元素的參與），但仍存在非常顯著的功能性重疊，而這顯示了疼痛體驗的意義取決於情感大腦活動，無論那份疼痛的成因是身體傷害或廣義的情緒哀痛。

這樣的看法對止痛一事帶來各種廣泛的含意。許多歷史學家都曾針對像是阿斯匹靈（乙醯水楊酸〔acetylsalicylic acid〕）和撲熱息痛（乙醯胺酚〔acetamino-phen〕）這種非處方止痛藥的興起進行過研究。這些有效的止痛劑在二十世紀上半葉的一堆成藥中開始嶄露頭角，並在一九五〇和六〇年代意外變成幫助精神瀕臨崩潰的家庭主婦緩解緊張狀態的藥物。不過這樣的行銷說詞後來逐漸消失，因爲有很多人開始質疑此手法涉及性別歧視且效果未受實際驗證。之後，在二十世紀的後半，這些藥物被重新包裝爲專門解決生理疼痛及不適的藥物，其中包括從背痛到頭痛的各種問題。最近還有一些研究嘗試將這些非鴉片類止痛藥應用於「情緒性疼痛」，其假設是基於，藥物效力或許可以當作是賦予疼痛意義的那些情感狀態受到了緩和。這些實驗顯示，阿斯匹靈很可能對那些傳統上不被定義爲疼痛的苦難產生顯著幫助：比如受到失去親友的變故打擊、在社會上受到排擠，還有某些對於存在本身就感到恐懼的人。確實，二〇一五年受到俄亥俄大學的研究已經證實了乙醯胺酚幫助情緒的效果，他們發現這種藥會讓受試者在接受視覺刺激時反應變得「遲鈍」，不論是正面反應還是負面反應。

止痛劑和安慰劑

普遍來說，止痛藥在情緒性疼痛的案例中已被證實比安慰劑更有用，不過我們在此也需要停下來稍微討論一下安慰劑的力量，因為此議題跟目前正在進行的疼痛敘事也有關係。考慮到我們現在對疼痛及其舒緩方式的認識——能夠保證讓人安心的環境可以真正有效地緩和疼痛——任何藥物、器材、神奇的安慰話語，或者生理上的調控，都可能帶來止痛效果，只要受疼痛所苦的人相信那種方法有用。一旦我們理解疼痛的意義源自情感而不只是出於傷害，那麼我們就能理解，任何可能將我們的感情皮質恢復到平靜、均衡狀態的方法都是有幫助的。只要患者相信吃藥、打針、談話治療、伸展或其他任何方法能夠緩解他的疼痛，那麼在許多情況下也都會真的有用。身體自己有透過內源性類鴉片、腦內啡、多巴胺、血清素和催產素所組成的止痛系統，也會在必要時徵召這些物質來抵禦疼痛徵狀。無論是生理或情緒性疼痛，大腦要做出反應時，就是要觸發這些化學級聯反應。因此有時施用麻醉藥物與其被理解為引入外源性的止痛物質，還不如說是在加強人體自身內源性止痛系統的運作。

乙醯胺酚正是被認爲以這種方式運作的藥物。透過脊髓內的一連串化學作用，乙醯胺酚抑制了身體處理某種物質的能力：一種名爲花生四烯乙醇胺（anandamide）的內源性大麻素（endogenous cannabinoid）。這種體內的內源性大麻素系統能幫助調節記憶、食欲，以及代謝，而大麻素也能在疼痛發生時被徵召成爲正腎上腺素的調節物。是內源性大麻素系統造就了安慰劑的止痛效果。在施用乙醯胺酚之後，身體在中樞神經系統內促進了花生四烯乙醇胺的產生，降低了脊髓偵測到疼痛的能力。換句話說，當你服用泰諾或撲熱息痛時，眞正造成的效果是啟動了自身中樞神經系統來生產更多自己體內的止痛物質。

哈佛醫學院的安慰劑研究計畫最先進發現指出，影響一個人對安慰劑反應程度以及藥物和安慰劑可能彼此作用程度的神經傳導物質（多巴胺、血清素）路徑中，可能存在特定的基因網絡。這種顯而易見的基因變異性代表在常見的對照試驗中存在一個問題，因爲這些試驗中的藥物表現是根據安慰劑的表現來進行評分，於是確實有哈佛學者呼籲在臨床試驗中引入「無治療控制組」作爲確認安慰劑－藥物交互作用的對照。

這些基因上的發現也受到文化研究的進一步認證，這些研究指出，安慰劑作爲臨床試驗的對照組具有不可捉摸的性質。最近在麥吉爾大學由莫吉爾主持的一項研究發現，至少在美國，安慰劑效應似乎正在上升。想在市場推出新止痛藥的藥廠，首先必須通過受到嚴格控制的試驗，而新藥在這些試驗中的表現必須超越安慰劑效應。但逐漸地，要戰勝身體自己的止痛系統變得愈來愈難，而極大多數新藥也因此無法進入市場。爲什麼？原因無法確定，可是確實出現了一些推測。對那些在臨床環境中發現自己感到疼痛的人而言，或許這些推測能在之後被證實是很有幫助的。其中第一個理論指出，尤其是在美國，向消費者市場投放藥品電視廣告的這種特定文化實踐，導致人們對新藥的藥效抱持著壓倒性的敬畏心態。因此，在文化上，人們在參加新藥試驗時就已經傾向於相信藥物可以施展絕妙魔法，而這種預期心態會帶來強大的安慰劑效應。其他理論則指向美國試驗的規模、持續時間和展演，這些試驗傾向於採用更大量的樣本數、更長的試驗時間，以及更規模盛大的說明會。一旦試驗參與者在一開始就已對藥廠的投資規模感到印象深刻，甚至在美學上受到震撼，他們對安慰劑的反應效果也會更好。另外也有理論指出，美國的試驗通常會請護士專門來爲參與者施用藥物，而大家都知道醫療從業人員的形象氣質會對患者的疼痛產生關聯效應，因此在排場奢華的試驗中，這點也可能導致了安慰劑效應的提升。

儘管這一切讓藥廠在思考如何讓藥物通過試驗並進入市場時抓破了腦袋，卻也凸顯了一個在臨床環境中改善疼痛患者處境的可能性。快樂的護士、友善又自信的醫生，還有醫院或外科手術環境資金充沛的浮誇感，都很可能有助於減緩疼痛。無論藥廠在美國的止痛藥試驗中做了什麼引發出如此高程度的安慰劑反應，我們都有可能在「眞實」世界中複製。最重要的是，這些結果爲疼痛體驗的生理心理及社會本質提供了一系列新證據。這些新證據爲最大一群受疼痛所苦的人打開了全新可能性，也就是那些自身疼痛感受被視爲症候群的人：慢性疼痛患者。

第八章 慢性疼痛

問題的範圍

奧理略（一二一—一八〇）是羅馬皇帝，也是斯多葛派的哲學家，他對疼痛的一些理解是到最近才有人開始探究。無法承受的疼痛會導致死亡，所以他想，疼痛若是「持續很久，就必須要讓人能夠忍受」。受慢性疼痛所苦之人爲了長久忍耐下去，就必須想辦法轉移心靈對這個問題的關注。在奧理略的《沉思錄》中，「持續很久」這個特定用詞跟「勞苦」、「拖磨」等概念有關，正如我們在《創世紀》中看到的那樣，而世間沒有比這個更適合作爲慢性疼痛的隱喻了。

儘管慢性疼痛一直是醫學機構的責任範圍，卻也還是個相對年輕的現象，是直到一次世界大戰的大屠殺之後才真正廣爲人知，而其他瀰漫二十世紀的全球性衝突，加上社會群體及家庭生活的逐漸瓦解都使問題更爲惡化。以時間長短來區分急性和慢性疼痛其實有點武斷，但一般而言，慢性疼痛通常指的是持續超過至少三個月的疼痛。持續存在的疼痛會被認定跟許多不同病症相關，從坐骨神經痛、關節炎到多發性硬化症都有可能，而且這類疼痛的表現方式很多，比如不間斷的灼燒痛或頑強的悶痛。這是一個龐大的醫療及社會問題，規模已被證明難以估量，因爲其定義及調查結果實在過於變幻莫測。儘管如此，英國研究已發現，有百分之十一點五到三十五之間的成年人正在經歷慢性疼痛。在加拿大，這個數字甚至高達百分之四十四。澳洲的比例則是介於百分之十八到五十之間。

儘管人們對慢性疼痛的理解跟疼痛概念本身的出現一樣歷史悠久，但受慢性疼痛所苦之人是現代性中身體及心靈二元對立之下特別慘烈的受害者。二十世紀強調生理傷害（組織損傷）作爲疼痛可靠指標的醫療焦點，這對許多慢性疼痛患者相當不利。首先，受慢性疼痛所苦的人通常無法指出或證明自己存在任何傷勢。無數下背痛患者都可以證明這個說法。他們其中只有很少數人可以明確指出自己身體不適的原因，但有更多人沒有受到治療或得到的治療不夠，這個結果不必然是因爲缺乏可用的治療選項，而是因爲缺乏透過一般醫療及臨床管道取得這類治療。其他受慢性疼痛所苦之人或許曾經可以指出原始傷害爲何，但等到急性疼痛的階段結束，傷口都已癒合，疼痛就被認定應該要消失了。但要是沒有消失呢？

慢性疼痛患者必須對抗親友對他們同情疲勞的狀況，而且就歷史上來看，醫界也會懷疑他們在裝病。更糟的是，他們也會開始懷疑自己。要是一切都是我的想像怎麼辦？我難道不是應該要能不當一回事嗎？然而疼痛持續存在，並遭到內疚、羞愧和自我厭惡情緒的強化，另外衍生的問題還包括憂鬱、孤獨、自我用藥，以及更頻繁出現的自殺行爲或念頭。最近有一項澳洲研究發現，慢性疼痛患者出現自殺傾向的機率是一般人的兩到三倍，而且其中有三分之二的人都會在十二個月內（二〇〇六到二〇〇七年）嘗試自殺。嚴重的慢性疼痛已被證實跟逐漸增加的死亡風險密切相關，特別是心臟及呼吸系統相關疾病。美國的一位公衛倫理學者戈柏格提出了幾乎是壓倒性的證據，譴責這個國家對疼痛治療不足（及低報）的問題，而為了改變這種狀態，無論是醫生和患者都需要針對大家面對問題的意願、政策改革還有教育投注大量努力。這項研究有部分是針對二〇一一年美國國家醫學院報告的回應，其中預估美國有一億一千六百萬的成年人有慢性疼痛的狀況。而在這當中，有大約五千萬人因此出現部分或全面性的失能。

慢性疼痛作爲異常現象

如果我們回頭去看國際疼痛研究學會對疼痛的官方定義，就能開始理解慢性疼痛的異常之處。那項定義明確指出，疼痛「跟實際或潛在的組織損傷有關，又或者會透過這類損傷的相關詞彙來進行描述」。但要是沒有這類損傷或潛在的傷害呢？如果我們無法透過這類損傷來進行描述呢？正如我們所見，直到二十世紀晚期，關於疼痛的表達才開始根據事先定義且範圍有限的可能性，在醫學上進行分類。慢性疼痛者特別常因爲可用來表達疼痛的隱喻有限而無言以對。史蓋瑞（一九四六—）就曾有力且具有說服力地指出，疼痛具有摧毀世界、讓人無言以對，而且無法與人溝通的性質，並因此表示慢性疼痛者無從訴說的那種恐懼確實存在。特別是在二十世紀，人們會經歷各種新類型的傷，但也會有各種新方法讓自己撐過去，慢性疼痛患者只能繼續努力尋找符合醫療從業人員受訓後能夠聽見且認可爲疼痛描述語彙的詞語，來描述自身的疼痛。當一個人的疼痛體驗不符合傷害及組織損傷的醫學典範時，難道那種疼痛對主體而言就比較不眞實了嗎？這種疼痛或許無法被分解、歸類爲生理病徵及／或心理病變。甚至對深受其苦的人而言，「疼痛」本身或許就不是一個適切足以表述的詞或概念。於是常有人說，對於受慢性疼痛所苦的人來說，沒有一個適切的詞彙，也沒有可以好好處理他們痛苦的機制。

若面對的是與受傷有關的急性疼痛，這種疼痛因其演化目的而直截了當獲得的解釋，足以證明那種感受的眞實性。然而，慢性疼痛似乎完全不一樣。一個人感受到的疼痛可能一開始確實是急性原因所致，但絕非所有慢性疼痛案例的情況都必然如此。此外，慢性疼痛帶來的長期苦難可能跟一開始的傷勢完全不成比例，甚至在傷害都已痊癒後還持續存在。簡單來說，許多慢性疼痛患者生理上並沒有可以解釋他們悲慘處境的確切損傷。慢性疼痛不是要人迴避危險的警告，也沒有在人的痊癒過程中提供幫助。慢性疼痛似乎不具演化目的。

慢性疼痛因此成爲一個在功能層面等待破解的巨大謎團。如果慢性疼痛不是驅使你把腳從火堆邊抽離以免燒傷的「警告」，也不是在提醒你身體某個部位暫時不要碰觸、施力或承重，那它到底代表的是什麼意義？眾所皆知，許多在疼痛處境下於神經系統中進行的化學級聯反應都是爲了回應可能的「威脅」，所謂的威脅可能是實際存在的傷口，也可能是那種更典型威脅，會讓我們準備好「戰鬥或逃跑」、又或者就站在原地束手無策。對於這種始終深陷慢性疼痛的苦難，一種可能的解釋是身體的內部系統無法正確辨識出威脅存在與否。就這點而言，慢性疼痛可以再次被歸類在疼痛效用的「警告」範疇，但前提是這個警告系統已經打從根本損壞了。若要理解這種損害的本質，就必須生產出關於人類認知自己身體的全新理論，並藉此理論去針對疼痛進行多面向的全新理解。因此，現在研究慢性疼痛的前提是將其本身視爲一種獨立的疾病。這些很可能帶來幫助的調查環繞著一個假設展開：慢性疼痛患者的身體一定出了什麼問題，如果不是受傷，就一定是神經系統或大腦出現了病變。因此，慢性疼痛跟幫助我們存活的急性疼痛不同，我們的目標是消除它。

幻痛

在這條慢性疼痛的道路上，產生出最驚人研究數量的，是幻肢疼痛——身體的某個部位不存在後卻仍持續存在的疼痛。很多人都認爲幻痛或許會是更廣泛地理解並治療慢性疼痛的關鍵，特別是那種沒有明確病理成因的疼痛。關於幻痛的知識已經累積了數百年。法國外科醫生帕雷（一五一〇—一五九〇）曾在一五五二年時提過這種現象；笛卡兒則是在一六四一年時提起過。不過針對這類幻覺眞正進行嚴肅的應用思考則是直到十九世紀晚期才開始，當時是米切爾（一八二九—一九一四）針對美國內戰中出現的幻肢現象進行研究。在二十世紀戰事中戲劇化激增的年輕截肢者爲這些研究供應了更多的案例。戰地外科手術技術的改進確保許多在戰場上受傷的人得以存活，但這些人也因此被迫面對重回平民生活的適應問題。

一個數量龐大且不停擴張的截肢社群，其中成員都在對抗殘肢疼痛（stump pain）和幻肢疼痛，然而每個人幾乎都跟同一條船上的人毫無交流，接受治療時也是孤單一人。他們在這段過程中不只要跟自身的疼痛對抗，還得對抗無法或不願認知他們是眞實感受到疼痛的醫療機構。歷史學家重建了過往的案例後發現，醫護人員在面對受截肢者的悲慘處境時普遍缺乏耐性。醫療機構對幻肢疼痛及殘肢疼痛的理解不是零就是極度欠缺，而且會把患者的不停抱怨認定爲道德上的缺陷。他們會認爲患者缺乏「膽識」或勇氣，或甚至將其連結到性「倒錯」的可能性（那是個會把同性戀跟精神疾病混爲一談的年代）。幻痛和沒有組織損傷的痛被斥爲「純屬心理作用」，是代表患者有心理障礙及高度敏感問題的指標。於是，對於受苦者來說再眞實不過的疼痛可能會被歸類到「神經性疾病」、「彈震症」、「歇斯底里」，或者「創傷後壓力症」的範疇。

儘管創傷後的各種症狀確實大大影響了傷殘者的戰後生活，但這些心理影響在二十世紀的大多數時間並未受到充分理解。然而，將幻痛的的生理現實當作心因性問題，通常只會讓受疼痛所苦的人過得更慘。好幾個世代以來，證明疼痛眞實存在的重擔都落在受疼痛所苦的人身上，他們對抗著一個根深蒂固的範式，這個範式只眞正認可源自身體損傷的生理徵狀。由於無法證明疼痛眞實存在，他們獲得的建議往往是請他們自己努力克服問題，然後繼續生活。

一次世界大戰結束一百年後，儘管出現了很多理論，我們仍然沒有一個說法得以全面性地解釋幻痛。梅爾扎克特別解釋了他的「閘門控制理論」中顯而易見的弱點，爲的就是希望可以解開慢性疼痛的謎團，特別是幻痛案例所經歷的疼痛。從一九八九年到二〇〇五年出版的論文中，梅爾扎克提出並一直擁護的是神經矩陣理論（neuromatrix theory）。這個理論的關鍵是堅持所有體驗並不存在於任何部位，而是在神經可塑的大腦中被創造出來的。疼痛是大腦的**輸出**訊號，而非從周邊神經末梢而來的**輸入**訊號。用另一種方式說，聚焦於（舊）

傷處無法針對疼痛持續存在的原因獲得任何啟發。梅爾扎克強硬地指出，人體受到的傷害並非疼痛。疼痛是大腦中產生的一種性質，無法跟傷害本身精確對應或化約爲傷害本身。從畢徹在二次世界大戰的觀察之後又有了更多研究發現，嚴重受傷的士兵剛從前線被送回來接受治療時，有超過三分之二都表示沒有出現疼痛。沃爾指出，在一九七三年的贖罪日戰爭（Yom Kippur War）中，因傷截肢的以色列士兵也有同樣狀況。無論體內的周圍神經末梢的配置爲何，疼痛體驗並非神經受損時存在於損傷本質內的事物。正如周圍神經系統的損傷無法解釋受創士兵不覺得痛的現象，這種損傷也無法解釋截肢者持續感受到的幻痛。

隨著普遍的研究方向從周圍神經系統及受傷部位轉移到大腦，疼痛專家得以用全新的方式來看待問題。神經矩陣理論的推斷奠基於整個身體會產生的神經訊號（neurosignature）：那是將身體理解爲自我的一種內在神經「圖像」或「圖示」。在梅爾扎克的想像中，神經訊號是透過回應感官接二連三的「輸入訊號」來創造人的感覺體驗，而這樣的輸入信號在受傷時來自周圍神經系統的強度特別高。儘管每個個體神經矩陣中的獨特構造都是基因編程的結果，所謂的神經矩陣仍具有神經可塑性，並透過一些共同創造出自我動態認知的元素形塑而來。這些元素包括了聽覺和視覺的感官輸入訊號，在社會及文化中淬煉出的情感和情緒狀態也在其中扮演了某些角色，此外，身體部位、身形比例、姿態和動作所被賦予的意義及價值——有些是本能的，有些是受到社會及文化的界定——也都被考慮在內。在梅爾扎克的類比中，這一切的輸入都被「安排」成等同於身體-自我（body-self）的交響樂式輸出訊號。在腿上出現的傷口可能會痛也可能不會，但我會因爲神經矩陣的神經訊號印記而知道那是我腿上的一個傷口。神經矩陣確保了以下事物的崩毀：笛卡兒式的二元對立論以及生物醫學和現象學之間的距離。

如果所有體驗都是在大腦中發生，而不是固有存在於「世間」的任何事物，那麼我們就可以開始理解爲什麼有些人可能在失去手臂或腿後仍覺得它們存在。根據梅爾扎克的說法，或許我們可以這樣說：騎腳踏車這件事並不等同於一個人騎腳踏車的體驗。體驗只存在於大腦中，是根據各種生理、心理，以及社會-文化的解讀，來詮釋騎腳踏車的意義及感受。如果一個人打算要騎腳踏車，相關的動作和姿態都是由大腦透過神經系統發號施令，再讓受徵召的肌肉來執行任務。打算前去讓這些動作產生的神經矩陣「輸出訊號」也是在大腦處理後創造出了體驗。既然動作和體驗都是透過神經矩陣而來，那麼就算在實際生活中完全沒有騎腳踏車的可能性，原初的指令及體驗仍有可能發生。經歷幻肢現象的截肢者就曾證實過這種體驗的存在，也就是感覺到自己失去的腿正在踩動踏板，另外還伴隨著長時間進行生理活動後的疲憊感受。正如梅爾扎克所指出的，「感覺」很累並非來自特定肌肉感官輸入訊號的結果，而是受徵召來進行騎車動作的「神經模組訊號」(the signature of a neuromodule)。被截肢的腿之所以會感受到騎車的疲累，是因爲即便現實中的腿已經不在了，神經矩陣中的疲累體驗卻仍然存在。

針對幻肢痛的解釋也是延續這樣的理論邏輯。我們的神經訊號「預期」收到實際上並未抵達的四肢訊號(基因上普遍來說都會針對整個身體進行運算)，於是神經訊號會用一種神經活動模式來回應這種訊號中斷，而其產生的體驗會是一種灼傷痛。既然失去的四肢屬於身體-自我神經訊號的一部分，無論失去手臂或腿的時間過去了多久，針對周圍神經系統調節訊號缺席的神經回應也不會有任何不同。類似的情況是，神經矩陣要求缺失肢體移動的指令會因爲無效而不停增強，最後可能導致肌肉痙攣的體驗。所有這些疼痛種類都被視爲大腦輸出訊號的結果，而非原初傷處所造成的結果。

但不是所有人都同意這個看法。《痛》這本期刊曾在二〇一四年進行了一場辯論，有不少幻痛研究者參與其中，而開啟這場辯論的原因是戴佛和其團隊發表的一篇論文，其中顯示幻痛的原因確實是來自周圍神經系統的訊號，但不是來自截肢者的殘肢，而是背根神經節（dorsal root ganglia）。針對這項研究的方法及長期研究結果提出的各方質疑並沒有眞正回答最初的提問，「眞相大白了嗎？」不過針對神經可塑性和周圍神經系統送出錯誤訊號的作用，人們仍持續在進行相關研究。

新方向

若是想要在未來緩解幻肢疼痛及更普遍的慢性疼痛，這一切代表的意義是什麼？無論針對幻痛的爭辯出現了何種更細緻的論點，人們普遍同意，情感及社會－文化元素已經全面整合爲疼痛功能性定義的一部分，如果不針對這些元素進行徹底評估，我們就無法理解慢性疼痛。針對疼痛的醫學－科學理解出現了重大轉變，這樣的轉變也讓許多慢性疼痛患者重新燃起希望，而在這樣的轉變中，針對讓疼痛發生的這個世界，醫療機構在處置慢性疼痛時逐漸有了更廣泛而深刻的理解——包括社會、情感、家庭及職業等各個層面。儘管相關理論愈來愈高度系統化，其本質仍是認可了歷史上忍受疼痛的人們針對自身感受所提供的口語知識。**感受**這個詞彙仍有其效用，因其不只是濃縮了感官知覺，還包括了情感、認知，以及相當重要的溝通層面。受疼痛所苦之人在任一時刻的感受，都直接關係到她能否告訴別人自身的感受，以及她有多確信眞的有人願意聆聽。

極爲關鍵的一點是，神經科學家已經認識到社會及情緒元素跟身體的生理狀況直接相關，又或者應該說是跟存在於這個俗世的身體相關。伴隨身處疼痛狀態而來的是連帶相關的壓力，而壓力本身也是一種生理反應（生理上的壓力也會受到生理上的傷害所啟動）。皮質醇（Cortisol）是身體面對疼痛時在賀爾蒙方面做出的自發性反應。在急性壓力的情況下，皮質醇能主動提升血糖並刺激代謝反應。不過因爲壓力持續存在導致生產皮質醇的時間過長，也可能會帶來負面效應，比如免疫系統遭到抑制、肌肉萎縮、骨頭和神經組織退化。這些綜合性的結果很可能產生更多疼痛體驗，進一步帶來壓力，導致皮質醇繼續延長生產時間而進入惡性循環。身體、身體所處的世界（其所處情境），以及心靈，是一個製造出疼痛的整體性結構。憤怒、焦慮和憂鬱因此和慢性疼痛沒有受到充分治療的處境高度相關。孤立的慢性疼痛患者可以被認定處於綜合性疼痛，其中包括內心必然進入惡性循環的絕望情緒。那樣的絕望通常是高度個人化的，也就是跟承受痛苦之人自身的職業、家庭、社群、病史、自我形象、所在地等種種脈絡性因素相關。

爲了打破這種循環就必須中斷壓力的產生（包含心理和生理層面的壓力）。既然許多慢性疼痛症狀都會因爲受到醫療體系排除的孤絕及種種負面感受而惡化，一個可以採取的可能做法就是提供有意義的支持性陪伴，並主動讓醫療體系在面對慢性疼痛患者時採取更加透明開放的做法。儘管疼痛的根本成因仍是未知，專門針對每個個案設計的社會支持仍有可能在一定程度上爲求助者帶來慰藉。研究已經顯示社會支持足以緩解社會性疼痛，甚至可以從源頭預防這種疼痛的觸發。既然慢性疼痛和社會的孤絕處境及自我譴責的情緒密切相關，找出緩解這類問題的社會性手段應該可以撥開環繞著慢性疼痛的一部分迷霧。此外，已有證據顯示抗憂鬱劑的藥物開發可以幫助緩解某些種類的慢性疼痛。有鑑於情緒疾病跟疼痛體驗在神經傳導模式的高度重疊，這類藥物出現交叉影響也不令人訝異。

基於類似的目的，正念研究發現，專注於情緒控制的冥想練習可以有效地改變疼痛體驗，方法是降低對疼痛的預期心態，並且中性化感官感受帶來的情緒評價。科技創新領域也以類似方式利用了大腦的可塑性。在即時功能性磁振造影（real time fMRI）的帶領下，有目的性地控制大腦中與疼痛生理徵兆特別相關的區域獲得了初期成功，這代表了疼痛管理的可能性，也讓我們知道透過社會-科技創新手法，可以將大腦及體驗層面的運作狀態實際改變到什麼程度。隨著科技進步而來的是針對大腦輸出訊號進行反射性自動控制的願景：或許，疼痛體驗可以在定向訓練下，有效地進行自我調節。

另一個看法是要辨識出比較容易害怕生病或受傷的人，又或者是那種更容易受焦慮影響的人。當人們一開始跟醫療體系接觸時——可能是在出車禍之後，又或者是被診斷出帶狀皰疹——他們的人格特質可以在經過深入調查之後，用來判斷他們在初始傷害或疾病復原後，可能發展成慢性疼痛症候群的機率。對這些人以及那些已經在承受慢性疼痛的人而言，降低恐懼及焦慮的醫療計畫已被證實可對生活品質帶來顯著的正面影響。此外，儘管可能有些基因條件會讓某些人比其他人更可能出現慢性疼痛，但若是對於恐懼、憤怒及焦慮的可能成因具有更廣泛的意識，應該可以幫助人們在慢性疼痛已發生或剛發生時更容易緩解不適。這些都是面對患者時，超越工作、家庭、生活方式、壓力來源跟意圖等簡單提問的社會及文化因素，並藉此反向處理情緒本身的建構：就算人類的壓力系統以及長期暴露於皮質醇導致的損傷效應具有普遍性，引發人們恐懼、焦慮和怒氣的對象並不具普遍性。醫院、醫生、醫療器材、藥物、社會服務體系、醫療保險，和任何人的外表本身，在一定程度上都有可能成爲引發恐懼、焦慮和憤怒的對象。在當代處理慢性疼痛的情緒面向時，慢性疼痛管理的計畫結構、實施方式、人員和地點，都必須要納入考量。

第九章 痛的各種文化

痛作爲一種過程

討論到現在已經很明顯了，疼痛從來不只是疼痛。無論是試圖找出客觀測量標準、生物普遍性原則，又或是不受時間影響的標準，總之所有想找出疼痛運作模式其中關鍵的做法，都無法描述疼痛的感受，因爲疼痛體驗立基於俗世，是由心靈參與塑造而來。疼痛的表達及感受方式和社會及文化中的身體（包括心靈）維持的是一種動態關係。就最根本的定義而言，疼痛體驗的生物文化及心理社會現象，都是在社會及文化針對各種行爲的命令與禁止、肯定及否定的脈絡中所發生的。疼痛體驗的眞實性仰賴的是目睹疼痛之人將此體驗辨識爲疼痛的能力及意願。在疼痛被否定、駁回或忽視的社會中，受疼痛所苦之人只能掙扎著找出形容自己狀態的詞彙。爲了讓自身的疼痛獲得接受或認可，他們或許在掙扎的過程中改變了疼痛的文化脈絡。爲了造就這樣的改變，或許得將同樣受疼痛所苦之人團結成一個社群（幸好現在有社群媒體的存在，要克服距離障礙這樣做的可能性愈來愈高），好讓每個人的聲音獲得實質的關注。又或者有些人會選擇認同主流看法，於是自己想辦法撐過去並帶著疼痛繼續生活。同樣地，這種做法仰賴的是認同一個所處社群的觀點。而在這兩種選擇之間，受疼痛所苦之人或許只能獨自掙扎，不知如何去感受正困擾自己的這件事。或許對未知的恐懼讓他們對苦難的陳述變得更激烈，又可能一個足以安慰人的論述就能減輕他們的痛苦。

在這一切情況中，生物文化性疼痛體驗決定性的特徵，在於那是一個過程。每個人若要搞清楚自己的感受，並試圖透過語言或動作來表達讓他們疼痛卻又缺乏明確定義的事物時，都是透過所處特定文化中，一定範圍內可採行的表達方式及身體實踐。反過來，將感受到的疼痛狀態跟可用的疼痛表達方式對應在一起時，這個過程也改變了疼痛狀態本身。我們可以在許多疼痛文化中看見這個過程；此外，這個過程也是釐清疼痛及其相關政治爲何似乎會隨時間或不同地點改變的關鍵詮釋工具。在這種過程所帶來的其中一個極端結果中，疼痛狀態被目睹者徹底否決，導致受疼痛所苦之人因此惶然不安時，危機很可能就此出現。在這樣的處境中，沒有任何方法能將疼痛體驗安放在這個世界中，正如史蓋瑞曾在《痛苦的身體》（一九八五）中提出的著名說法：那些受折磨之人身處的世界崩毀了。

若是認爲在一切條件相同的情況下，人無法有效地與他人溝通疼痛，這樣的認定顯然是個錯誤。疼痛體驗不只取決於神經系統的複雜性及大腦的下行調節化學反應，也取決於一個人的過往經驗及其所處的社會和文化環境。在儀式性施予特定傷害的脈絡中——環繞著安撫或甚至歡慶修辭的通過儀式——這些傷害或許不只能獲得充分理解，甚至也不會讓人感覺痛。因此，梅爾扎克和沃爾於《疼痛的挑戰》（一九八二）中記錄了印度著名的「釣鉤擺盪」（Chidi Mari）慶典，參與其中的「慶祝者」會被繩索吊在空中，而固定在他們的鉤子就勾在他們背上，但他們顯然都不覺得痛。

相反的情況也能成立：在充滿恐懼及／或主角並未積極同意參與的氛圍中，無論是通過儀式或用來強化性別、階級或種姓制度中權力動態的儀式，例如女性割禮，人們在其中感受到的疼痛可以是非常強烈且確實的。不過話說回來，在許多儀式中，疼痛被認定爲一個人想要改頭換面時必須經歷的元素，此時無論是對個體或群體而言，疼痛的強度會跟疼痛所代表的意義相關。包括蓋勒在內的一些生物考古學家就曾指出，在前哥倫比亞時期的馬雅人習俗中，牙齒改造儀式帶來的疼痛是他們身分轉變爲成年人的共同經驗核心，似乎也體現了他們的社會認同。個體可能會屈服於外人看來極爲痛苦的折磨，但他所處的社群卻會認爲那種程度的疼痛是必要或可以忽視的存在。

疼痛體驗因脈絡而不同的狀況是如何運作的呢？這點似乎很神祕，但晚近針對疼痛的神經科學研究帶來的重要成果之一，就是幫助我們了解文化脈絡可能如何直接影響疼痛體驗。研究者愈是深入探究大腦，就愈是會採取生物文化取徑的方式來理解大腦運作。在所有疼痛狀態中，身體及心靈發生的一切永遠都會透過疼痛者所處的廣泛社會脈絡來調節。簡而言之，若單單針對大腦及中樞神經系統內部進行研究，是不可能針對疼痛的本質及運作方式找到確切答案的。我們的大腦及身體都具有可塑性，就一定程度而言，它們都是可以被不停寫入新資訊的物件。個體所獲得的文化銘刻通常超越自身的掌控，但絕非無法分析。疼痛具有文化元素的證據來自四面八方，比如歷史學家就能輕易指出大量不同的疼痛表達方式及體驗，來顯示疼痛絕非一成不變。不過，儘管許多歷史上的相關知識乍看只是軼事，最近的科技及社會學研究也針對疼痛體驗的偶發狀況提供了更多可測量的數據。

我曾在第八章中簡短提過，神經成像世界中最驚人的觀察結果之一，就是可以透過即時功能性磁振造影的針對性訓練，來鍛鍊、熟習，並控制大腦的功能運作。透過即時功能性磁振造影掃描自身大腦的回饋顯示，受測目標可以啟動大腦中與特定功能相關的目標區域，但事實上他們只是在想像一般而言會啟動那個區域的活動而已。就本質而言，這等於是一項讓人類得以真正控制自己大腦中不同區域的新科技。這類訓練暗示了人類體驗可以有許多全新的可能性。既然情緒是疼痛體驗中不可或缺的一部分，因此無論跟傷害、病變或其他事物是否有關，足以自我調控大腦情感中心神經活動的能力——其根本邏輯就是將自主性引入自動化系統中——爲疼痛處置帶來了新願景。重要的是，這些願景仰賴的是對新技術及新科技的運用：在物質文化中有能力重新定義疼痛體驗（特別是慢性疼痛體驗）的物件。社會及文化因素在調節疼痛體驗上的重要性，因爲科技輔助而更受認可，這些科技利用文化上足以調節疼痛體驗的元素，將緩解疼痛的鑰匙放回疼痛者手中——也就是他們的心靈中。因此，人們看見以及分享疼痛的新方法——由此還延伸出調節疼痛的新方法——已經開始逐漸出現在我們眼前。

和他人分享疼痛的各種實踐

無論我們的疼痛體驗因爲跨越時間和空間而有了多少不同版本，這些體驗總是跟人們與他人分享疼痛的方式有關。分享疼痛這件事有一部分關乎語言，但在用對方能夠理解的方式來表明自身所受磨難時，我們使用的文字通常只是一系列涵蓋意義更廣泛的手勢及話語的副現象（epiphenomenon）。「對方會理解」這個限定性條件在我們分析疼痛及疼痛體驗的社會及文化面向時至關重要。歇斯底里的歷史可以用來當作說明這個論點的例子。

一直到十九世紀初，一個表現出僵硬凹背、牙根緊咬、拳頭及腳趾蜷縮狀況的患者，會被認定患有會引起強直性痙攣的破傷風，不然就是認爲他是被惡魔附身。關於後者的各種藝術呈現，從文藝復興時期以來就不停出現。一八八〇年代時，貝爾（一七七四—一八四二）著手開始把人體用圖畫表現得更爲精確，交出融合了藝術技巧及解剖研究的成果，並因此找到了一些決定性的標誌，讓人足以區辨眞正得到破傷風——一種極度令人痛苦的病症——的患者，以及在他看來顯然只是假裝生病的人（圖10）。在科學及醫學理性主義剛萌芽的年代，人們沒什麼拿惡魔來說笑的餘裕，這種心態導致那些所謂「被附身的人」被歸爲狂躁、憂鬱症、慮病症等類型的疾病，其中最具代表性的就是歇斯底里（hysteria）。我們總能在這些標籤背後或早或晚地找出一些生理疾病的根源，不過在十九世紀，這些標籤就是用來指稱心理疾病，而且可以透過身體上非病理性的生理表徵偵測出來。

如果說貝爾揭露了歇斯底里性破傷風弓背是場騙局，其實也是在面對歇斯底里性疼痛的生理表徵時，爲大家開啟了在文化層面達成一致性理解的可能性。那種疼痛狀態當時受到了各方質疑，但現在我們完全可以將歇斯底里性疼痛歸類在憂鬱或焦慮這個包含愈來愈廣泛的範疇，而且因爲針對情

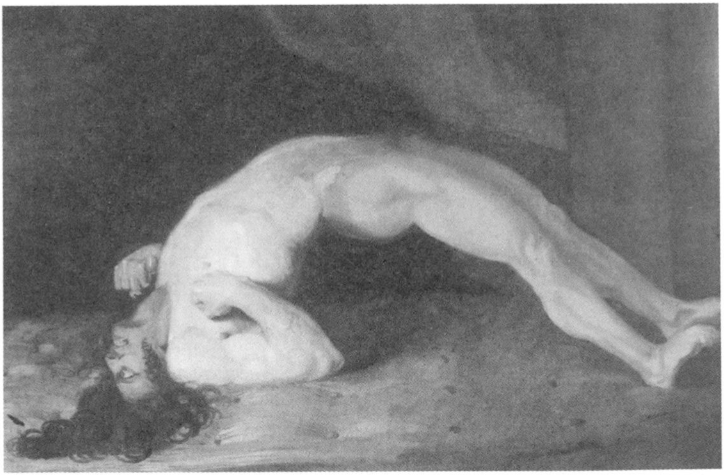

圖10｜貝爾，《角弓反張》(1809)。

緒疼痛在神經層面的實際處境有所認識，也就會將其認眞看待爲一種疼痛。十九世紀的醫生無論是將其當作一種症候群或病變，總之都不見得願意如此開放、認眞地將歇斯底里視爲眞實存在的苦難。十九世紀的最後十年間，巴黎的神經學家沙可在薩爾佩特里埃醫院針對歇斯底里患者進行研究，他在這個現在已成傳奇的研究中很快撞見了一個驚人現實：所有歇斯底里患者都在入院接受他的照料後沒多久就出現了這種假性破傷風弓背的狀況。

後來證明，破傷風弓背只是被沙可誤認爲歇斯底里的經典、可靠指標，事實上，正是沙可本人和醫院其他員工將這個「症狀」教給了這些患者。歇斯底里患者在無意識地接受引導後，表現出可被理解、分類及治療的行爲。透過這個行爲所收穫的成就感，無疑幫助患者走上復原的道路。這不是說患者是有意識地假裝出歇斯底里疼痛會有的樣貌。相反地，所有證據都指出了暗示具有的力量，以及患者在面對想要分享情緒疼痛的對象時，常會覺得必須透過身體來表現才行。沙可表示，這裡說的不是在劇場裡的那種表演行爲（無論沙可自己認定的劇場爲何），而是情感行動（emotive act）。疼痛——就算從根本上被歸爲單純的歇斯底里問題——是透過目睹疼痛的人可以毫無困難地接收、詮釋，並採取行動的徵象及口語表達來分享的。在我們的生活中，我們或許永遠不會有必要尋求這類身體姿勢來幫助我們達成分享的目標，但我們所有的表達方式都必須「符合」讓它們得以被正確理解的脈絡。

沙可的新發現很快就廣泛散布至社會各角落的群衆意識中。無論是在歐洲各地或甚至是歐洲帝國在外的據點，都突然出現許多一看就是歇斯底里的案例，其中充斥了歇斯底里弓背的現象，但卻沒有眞正代表破傷風的其他持續性徵兆。儘管醫生可能會針對這種情況給出道德或性方面要「改邪歸正」的建議，這種歇斯底里弓背無疑在女性社群中成爲表達痛苦的有效形式。這種足以高度蔓延的傳播幅度，顯示女性（還有部分男性）就是需要一個足以反映出他們社會性及情緒性疼痛的身體徵狀。

我們可以確定這個現象中包含了社會-文化性的影響，因爲這種曾經非常普遍的歇斯底里弓背現象現在已經很少見了。在一八九七年發現了破傷風細菌之後，對於破傷風的診斷焦點也從身體姿勢轉爲其感染性質，此後歇斯底里弓背很快地從醫療的日常現場消失了。得以預防破傷風的疫苗出現後（一九二四年之後得以施用），錯判這種疾病的可能性因而降低，疾病本身也確實變得較不常見。換句話說，一旦這種疾病的部分特性被確立爲病理表徵（光靠那種姿勢來判斷已經不充分了），用那種姿勢來表現疼痛的有效性也就不太可能成立。歇斯底里發作者愈來愈常被定義爲「彈震症」或「神經質」，他們找到了其他方式來向別人溝通自己感受到的疼痛。

這段簡短的描述顯示了內建於疼痛的生物心理社會模式的偶然性。當代的疼痛控制普遍會考量社會因素，從日常行爲、人際關係、社會期待到工作史都不放過，但仍沒有一種嚴謹的方法足以判斷每個因素的相對重要性，又或者是評估這些因素可能造成的改變程度大小。根據之前的敍事，歇斯底里發作者找到了一個表達情緒疼痛的共同姿勢（卻被醫界斥爲一種詐欺行爲），而在其中扮演了最主要、重要角色的正是社會期待。不過可以確認的是，很少有表現出這種歇斯底里弓背的患者可以清楚說明這些期待，而且也沒有證據顯示患者有意識地知道自己行爲背後的邏輯。因此，爲了評估社會期待和其他在疼痛體驗及表達層面的社會及文化因素影響，我們得退一步去問一個跟我們文化預設有關的根本問題。

舉例來說，美國重要的疼痛專家波尼卡在一九七〇年代被派去探索傳統中醫背後各種可能性及科學邏輯的那段時期，西方出現了想用西方醫學原理去重寫中國文化傳統習俗的迫切渴望。在毛澤東（一八九三—一九七六）時代的中國，針灸顯然在很長一段時間中對許多人產生了很大的幫助，但此功效似乎極為仰賴對其抱持的文化信仰。美國醫生嘗試將其化約為潛藏在信仰背後的生理學機制，推測針灸的功效或許是「關掉閘門」進而阻斷疼痛，因此讓「閘門理論」和針灸作為麻醉手法的生理效用更有可信度。但在最終的分析中，有到中國造訪的美國醫生（沃爾也有為了研究去過一趟）駁斥了中國人認為針灸能影響身體能量流動的解釋，認為一切不過是催眠效應。我們現在已經累積的豐富經驗足以指出，許多藥物或緩解疼痛的醫療行為之所以有用，都是因為安慰劑效應。正如我們所見，那樣的效應可以在科學層面進行研究，但帶來效應的原因卻有無止盡的可能性。就像那些十九世紀晚期發現可以透過歇斯底里弓背來表達極度痛苦的女性一樣，相信替代療法的人或許也在某些情況下找出了緩解疼痛的方法，不過，除了安慰劑效應之外，研究結論卻顯示並未在那些療法中發現任何存在其本質中的化學或生理效用。

痛的圖像

正如我們所見，我們表達疼痛的方式，絕對不只侷限於語言架構。我們不只談論疼痛，還會想辦法將其具現化，或透過不同媒介投射出疼痛的特質。醫學上許多理解疼痛的嘗試都是透過身體發生的狀況來隱喻——像是被刺穿、發生痙攣、遭到刀砍或槍擊——但承受疼痛者往往會嘗試用不那麼具體的陳述來形容自己的疼痛體驗，而這種取徑通常無法透過語言達成目標。塞爾維亞藝術家史迪尼諾維奇（一九四七—）就在捕捉到了這個問題的本質後進一步超越了它，在他二〇〇二到〇三年的作品《字典——疼痛》中，他把字典的每一頁都獨立出來裱框，每個字詞的定義都用「疼痛」取代。攝影師派德菲爾德在倫敦的大學學院醫院和疼痛患者共同製作了一組以疼痛爲主題的照片，那些畫面「重新活化了現存語言，開啟了文字與影像能夠產生出新語言的象徵性關係」。給予病人在生產出疼痛相關素材的能動性，就能讓他們感覺到自己是自身疼痛的主人，也能讓臨床現場的他們擁有一個足以讓疼痛獲得驗證的新媒介。這兩者都是嘗試將疼痛放回俗世的脈絡中，並增進自我及他人主動理解疼痛的能力。

尼采（一八四四—一九〇〇）這位德國哲學家的身體一直都不好，幾乎可說終身受到慢性疼痛的折磨，爲了面對疼痛，他透過類似策略將他的疼痛命名爲「狗」，藉此重新強調疼痛的忠誠、厚臉皮，以及充滿智慧的特性。這隻被他當作私人財產一樣責罵的內在野獸，幾乎無法適用任何醫療框架內的解釋，但所有長期受苦的人一定都能理解他的意思。在柏林一場以「藝術中的疼痛」爲主題的展覽（漢堡車站美術館，二〇〇七）中看著尼采的死亡面具時，任何人都會無法克制地在那道被永恆凝固的深鎖眉頭間尋找那頭狂犬留下的疼痛蹤跡。在這張讓痛苦不朽的臉上又有什麼說明出了疼痛的永恆終止呢？這點只能留待我們想像了。第一次看到這個物件時，搭配上尼采之前對疼痛動物的描述，我無法克制地把自己對苦難的理解投射上去。我對這個死的、無機的物質物件產生了「同理心」，而且同時運用了「同理心」這個詞的技術及美學面向。爲了以防萬一，我還是要說尼采的死亡面具並不是尼采本人，但它在某種程度上捕捉到了尼采的痛苦。

疼痛是藝術世界的一個重要主題，而這樣的主題之所以成功地歷久不衰，正是因爲它能透過非語言的方式將疼痛投射於有形的外在物件。藝術史像一道豐富礦脈，足以讓我們從中探索人們一路以來表現疼痛的脈絡及理解疼痛的方式是如何轉變。疼痛體驗通常無法透過語言來描繪，原因正是圖像比文字更具表現力。大量不同的風格及表現方式說明了疼痛模稜兩可的性質，還有其多變性及在不同脈絡下的偶發性，但又同時指向一個固定不變的分類。那個分類正如史考特（一九四一—）某次談到性別時所說的：它是空的，卻又同時滿到溢出去。那個分類沒有任何超越性的形態或內容，然而我們會將能讓我們理解彼此疼痛、或溝通我們的疼痛如何不被理解的意義全數注入其中。

培根（一九〇九—一九九二）這位大師特別能將無法言說的一切闡述出來，

他爲人類的疼痛及苦難找到的出口足以超越語言建構出的任何可能性。他的畫作抹消了人的身體，卻呈現出身體及屠宰肉塊之間幾乎毫無差別的緊密連結，同時又提升了苦難——老派來講就是激情受難——這樣的體驗，使其成爲身而爲人獨特又無從辯駁的一部分。舉例來說，他的《受難的三張習作》（一九六二）將備受拖磨的身體跟精神煎熬混合起來，也將現代人跟西方苦難的典範連結起來：基督。我們不可能充分地描述這些扭曲的身體及屍身所體現或表達的疼痛，但就算是未受鑑賞評析訓練的眼睛，也會難以忽視他們展現出來的疼痛。這些身體包含了哀痛、苦難、傷害和悲慟的狀態，並爲了說明我們所謂的疼痛，將一切總結爲一種糾結、複雜，但又能讓人輕易理解的表達方式，因爲找不到更好的說法，我們稱之爲痛苦。

但真的能輕易理解嗎？對我們當中的一些人而言，或許是如此，而且是目前如此。不過如果要說培根表達疼痛的作品爲我們展現出了什麼，那就是一個可以彼此理解的社群的成形其實也會受到地理及歷史上的限制。想像一下維多利亞時期的藝評家若是細細檢視培根的畫布，會是什麼場面？再來，要是維多利亞時期的患者能輕易接觸到這些畫作，又會是如何？除了認定這是褻瀆和淫穢之作之外，他們還可能怎麼理解這些作品？未來的觀賞者在面對過往反覆出現的苦難時，又會看見或感受到什麼？這組作品本質上是模仿裝飾祭壇用的三聯畫作品，一個並非來自猶太教－基督教傳統的受苦難之人，又會怎麼看待這組三聯作品中隱含的暗喻與錯覺呢？？正如之前那個例子，藝術家將基督描繪為「憂患之子」而創造出了一張張哀痛臉龐，但我們針對疼痛表達方式延續至今的大致理解，目前也只能帶我們討論到這個地步。若想獲得更完整的理解，需要具備文化符號及象徵的辨識能力，另外還要能深入任何疼痛表達方式被創造出來的情境脈絡。到了這個地步，藝術史分析跟最先進的疼痛控制方法其實有其共通之處。

體驗的曲折變遷

在疼痛患者和醫療人員產生交集的臨床現場，批判性的反思能力變得愈來愈重要。畢竟在這種情況下，派上用場的每一種認識論不必然處於勢均力敵的狀態。患者藉由世俗用語採取的認識論，是透過她的口語理解知識去傳達她哪裡在痛、感受如何，以及能怎樣去表達這種感受，但她面對的是醫師或護士這些專家、專科人員和職業人士所採取的另一種認識論。後者可能只專注於患者的部分說詞，而且仍會以像是測驗、體檢以及經驗等不同的探查來做出診斷。在這樣的情況下，經驗指的不只是醫生接受患者諮詢後在病歷留下的時數，還包括醫學教育作爲醫療專業正統而世代傳承下來的各種知識技能及相關的實作範例。

不過進一步說，這些所謂的經驗也備受質疑。西醫在開立類鴉片藥物給疼痛患者時，會對藥物依賴風險特別抱持疑慮。梅爾扎克和沃爾在數十年前就已將這類恐懼斥爲無稽之談，但處方開立過程的管控效能不彰，導致媒體愈來愈大張旗鼓地報導處方藥上癮的各種悲劇。醫生因此在開立或施用麻醉性的藥物時變得極爲謹慎。儘管有大量證據反對身心二元論，目前醫學界也仍傾向於繼續習慣性地認定患者的疼痛能被切分爲「眞實存在」的疼痛（例如擁有醫學上的確切成因）以及心因性疼痛（例如只以精神疾病的形式存在）。此外更重要的是，醫療人員無從避免地有其所處的文化情境，因此或許會無意識地對性別、年紀、族裔，以及這些分類各自與疼痛敏感性及耐受性之間的關係抱持各種預設。有時這些元素綜合起來會導致過度醫療及／或投注更多的關注，又有些時候可能帶來相反的效果。

在此同時，患者會因爲必須說服醫生或護士相信自己眞的在痛，而感到一定程度的壓力。受過教育的人會有表達能力較佳的優勢，因爲這些人比較能掌握醫學相關語彙。患者也可能會在醫療現場遭遇一系列複雜情緒：恐懼（身體可能出了什麼問題，而且／或者感受不被當一回事）、愧疚（占據了醫療人員的寶貴時間）、憤怒及挫折（時間浪費掉了、沒被認眞當一回事、沒受到足夠快速的治療），又或者懷疑（疼痛眞的存在嗎？萬一都是我自己想像出來的怎麼辦？）。另外還得承受向外人溝通疼痛狀態的挑戰。受疼痛所苦之人可能會發現她的表達方式——無論是透過語言或身體——在此時可說毫無用武之地。

對於一個身處疼痛之中的人而言，知識不對等的情況就是存在，而且仍會持續存在。那些擁有專業知識的人永遠比本人更清楚她的身體及大腦發生了什麼事，不過，實際擁有那具身體及那顆大腦的人也永遠更清楚自己的疼痛感受。就目前的狀況看來，經驗及認識論無法輕易取得交集。而且既然疼痛的意義是在腦中透過神經科學、生物常數，每個疼痛患者所處的脈絡以及擁有的體驗綜合後才得以形成，疼痛的**意義**以及疼痛的**感受**永遠可能出現不同版本。疼痛體驗就算是在同一個體身上也可能出現不同的疼痛體驗，而且因爲跨越時間、地點及文化而出現不同樣貌的可能性，更是多到驚人。至於緩解疼痛——通常這代表焦點必須要從**診斷**轉移到**控制**，特別是以慢性疼痛的例子而言——可能需要整個醫療體系更懂得辨識患者表現出的疼痛語言。疼痛可用的表達方式——口語、手勢、姿態、藝術呈現、堅忍等等——都是評價疼痛體驗時需要考量的因素，而我們必須有意識地去理解這些因素於其中扮演的角色。因此，對於疼痛文化採取開放態度的第一步，就是要放棄這趟爲疼痛下定義的追尋之旅。

'The Prevalence and Correlates of Chronic Pain and Suicidality in a Nationally Representative Sample', *Australian and New Zealand Journal of Psychiatry*, 49 (2015): 803–11.

Goldberg, Daniel, *The Bioethics of Pain Management: Beyond Opioids* (New York: Routledge, 2014).

Harstall, Christa, 'How Prevalent Is Chronic Pain?', *Pain Clinical Updates*, 11 (2003): 1–4.

Melzack, Ronald, 'Evolution of the NeuromatriX Theory of Pain', *Pain Practice*, 5 (2005): 85–94.

Torrance, Nicola, Alison M. Elliott, Amanda J. Lee, and Blair H. Smith, 'Severe Chronic Pain is Associated with Increased 10 Year Mortality: A Cohort Record Linkage Study', *European Journal of Pain*, 14 (2010): 380–6.

Vaso, Apostol, Haim-Moshe Adahan, Artan Gjika, Skerdi Zahaj, Tefik Zhurda, Gentian Vyshka, and Marshall Devor, 'Peripheral Nervous System Origin of Phantom Limb Pain', *Pain*, 155 (2014): 1384–91.

Zeidan, F., J.A. Grant, C.A. Brown, J.G. McHaffie, and R.C. Coghill, 'Mindfulness Meditation-related Pain Relief: Evidence for Unique Brain Mechanisms in the Regulation of Pain', *Neuroscience Letters*, 520 (2012): 165–73.

第九章——痛的各種文化

Gellar, Pamela L., 'Altering Identities: Body Modifications and the Pre-Columbian Maya', in Christopher Knüsel and Rebecca Gowland (eds), *Social Archaeology of Funerary Remains* (Oxford: Oxford University Press, 2009).

Padfield, Deborah, 'Mirrors in the Darkness: Pain and Photography, Natural Partners', *Qualia*, 1 (2016).

第六章——疼痛作爲一種快樂

Berbara, Maria, ' "Esta Pena Tan Sabrosa": Teresa of Avila and the Figurative Arts', in Jan Frans van Dijkhuizen and Karl A.E. Enenkel (eds), *The Sense of Suffering: Constructions of Physical Pain in Early Modern Culture* (Leiden: Brill, 2009): 267–97.

Ellis, Havelock, 'Love and Pain', *Studies in the Psychology of Sex*, vol. 3 (Philadelphia: F.A. Davis and Co., 1920): 66–188.

Mieszkowski, Jan, 'Fear of a Safe Place', in Jan Plamper and Benjamin Lazier (eds), *Fear Across the Disciplines* (Pittsburgh: University of Pittsburgh Press, 2012): 99–117.

第七章——現代醫學及科學中的疼痛

Fields, Howard L., 'Setting the Stage for Pain: Allegorical Tales from Neuroscience', in Sarah Coakley and Kay Kaufman Shelemay (eds), *Pain and Its Transformations: The Interface of Biology and Culture* (Cambridge, MA: Harvard University Press, 2007): 36–61.

Hall, K.T., J. Loscalzo, and T.J. Kaptchuk, 'Genetics and the Placebo Effect: The Placebome', *Trends in Molecular Medicine*, 21 (2015): 285–94.

Kugelmann, Robert, 'Pain in the Vernacular: Psychological and Physical', *Journal of Health Psychology*, 5 (2000): 305–13.

Melzack, Ronald, and Patrick Wall, 'Pain Mechanisms: A New Theory', *Science*, n.s. 150 (1965): 971–9.

Tuttle, Alexander, Sarasa Tohyama, Tim Ramsay, Jonathan Kimmelman, Petra Schweinhardt, Gary Bennett, and Jeffrey Mogil, 'Increasing Placebo Responses Over Time in U.S. Clinical Trials of Neuropathic Pain', *Pain*, 156 (2015).

第八章——慢性疼痛

Campbell, Gabrielle, Shane Darke, Raimondo Bruno, and Louisa Degenhardt,

Adaptations of McGill Pain Questionnaire Reveals a Paucity of Clinimetric Testing', *Journal of Clinical Epidemiology*, 62 (2009): 934–43.

第四章——疼痛和文明

Eastman, Peggy, 'Genetic and Ethnic Differences Reported in Pain Perception', *Neurology Today*, 9 (2009): 20–2.

Miller, Carly, and Sarah E. Newton, 'Pain Perception and Expression: The Influence of Gender, Personal Self-Efficacy, and Lifespan Socialization', *Pain Management Nursing*, 7 (2006): 148–52 (quoting M. McCaffrey).

Page, Gayle Giboney, 'Are There Long-Term Consequences of Pain in Newborn or Very Young Infants?', *Journal of Perinatal Education*, 13 (2004): 10–17.

Schiavenato, M., J.F. Byers, P. Scovanner, J.M. McMahon, Y. Xia, N. Lu, and H. He, 'Neonatal Pain Facial Expression: Evaluating the Primal Face of Pain', *Pain*, 138 (2008): 460–71.

Wood, Whitney, ' "When I Think of What is Before Me, I Feel Afraid": Narratives of Fear, Pain and Childbirth in Late Victorian Canada', in Rob Boddice (ed.), *Pain and Emotion in Modern History* (Houndmills: Palgrave, 2014): 187–203.

Woodrow, Kenneth, Gary Friedman, A.B. Siegelaub, and Morris F. Collen, 'Pain Tolerance: Differences According to Age, Sex and Race', *Psychosomatic Medicine*, 34 (1972): 548–56.

Zatzick, D.F., and J.E. Dimsdale, 'Cultural Variations in Response to Painful Stimuli', *Psychosomatic Medicine*, 52 (1990).

第五章——同情心、同情和同理心

Haskell, Thomas, 'Capitalism and the Origins of Humanitarian Sensibility, Part 1', *American Historical Review*, 90 (1985): 339–61.

參考資料

第一章——痛的概念

Al-Jeilani, Mohamed, 'Pain: Points of View of Islamic Theology', *Acta Neurochirurgica Suppl*, 38 (1987): 132–5.

Maalej, Zouhair, 'Figurative Language in Anger Expressions in Tunisian Arabic: An Extended View of Embodiment', *Metaphor and Symbol*, 19 (2004): 51–75.

Merskey, H., 'Some Features of the History of the Idea of Pain', *Pain*, 9 (1980): 3–8.

Santangelo, Paolo, 'The Perception of Pain in Late-Imperial China', in Rob Boddice (ed.), *Pain and Emotion in Modern History* (Houndmills: Palgrave, 2014).

Tu, Wei-Ming, 'A Chinese Perspective on Pain', *Acta Neurochirurgica Suppl.*, 38 (1987): 147–51.

第二章——痛與虔誠

Chen, Lih-Mih, C. Miaskowski, M. Dodd, and S. Pantilat, 'Concepts within the Chinese Culture that Influence the Cancer Pain Experience', *Cancer Nursing*, 31 (2008): 103–8.

Moscoso, Javier, *Pain: A Cultural History* (Basingstoke: Palgrave, 2012).

第三章——痛與機器

Harrison, A., 'Arabic Pain Words', *Pain*, 32 (1988): 239–50.

Costa, Luciola da Cunha Menezes, Christopher G. Maher, James H. McAuley, and Leonardo Oliveira Pena Costa, 'Systematic Review of Cross-cultural

Lewis, C.S., *The Problem of Pain* (1940; New York: Harper Collins, 2001).
Scarry, Elaine, *The Body in Pain* (Oxford: Oxford University Press, 1987).
Sontag, Susan, *Regarding the Pain of Others* (New York: Picador, 2003).
Wailoo, Keith, *Pain: A Political History* (Baltimore: Johns Hopkins University Press, 2014).

藝術與文學

Berry, Michael, *A History of Pain: Trauma in Modern Chinese Literature and Film* (New York: Columbia University Press, 2008).
Davies, Jeremy, *Bodily Pain in Romantic Literature* (New York: Routledge, 2014).
Di Bella, Maria Pia, and James Elkins, eds, *Representations of Pain in Art and Visual Culture* (New York: Routledge, 2013).
Mintz, Susannah B., *Hurt and Pain: Literature and the Suffering Body* (London: Bloomsbury, 2013).
Norridge, Zoe, *Perceiving Pain in African Literature* (Houndmills: Palgrave, 2013).
Padfield, Deborah, *Perceptions of Pain* (Stockport: Dewi Lewis, 2003).
Pascual, Nieves, ed., *Witness to Pain: Essays on the Translation of Pain into Art* (Bern: Peter Lang, 2005).
Spivey, Nigel, *Enduring Creation: Art, Pain, and Fortitude* (Berkeley: University of California Press, 2001).

Melzack, R., and P.D. Wall, *The Challenge of Pain* (London: Penguin, 1996).

Merskey, H., 'International Association for the Study of Pain: Classification of Chronic Pain: Descriptions of Chronic Pain Syndromes and Definitions of Pain Terms', *Pain*, 3 (1986): 1–226.

Wall, Patrick, *Pain: The Science of Suffering* (New York: Columbia University Press, 2002).

麻醉和止痛藥

Bankoff, George, *The Conquest of Pain: The Story of Anaesthesia* (London: Macdonald & Co., 1940).

Canton, Donald, *What a Blessing She Had Chloroform: The Medical and Social Response to the Pain of Childbirth from 1800 to the Present* (New Haven: Yale University Press, 1999).

Ellis, E.S., *Ancient Anodynes: Primitive Anaesthesia and Allied Conditions* (London: Heinemann, 1946).

Fülöp-Miller, René, *Triumph over Pain* (Indianapolis: Bobbs-Merrill, 1938).

Pöll, Johan Sebastian, *The Anaesthetist, 1890–1960: A Historical Comparative Study between Britain and Germany* (Rotterdam: Erasmus, 2011).

McTavish, Jan R., *Pain & Profits: The History of the Headache and Its Remedies in America* (New Brunswick, NJ: Rutgers University Press, 2004).

Snow, Stephanie J., *Operations Without Pain: The Practice and Science of Anaesthesia in Victorian Britain* (Basingstoke: Palgrave, 2006).

社會和政治研究

Folkmarson Käll, Lisa, *Dimensions of Pain: Humanities and Social Science Perspectives* (London: Routledge, 2013).

Goldberg, Daniel, *The Bioethics of Pain Management: Beyond Opioids* (New York: Routledge, 2014).

in Seventeenth-century England (Farnham: Ashgate, 2013).

當代疼痛醫學與科學

Baszanger, Isabelle, *Inventing Pain Medicine: From the Laboratory to the Clinic* (New Brunswick, NJ: Rutgers University Press, 1998).

Biro, David, *The Language of Pain: Finding Words, Compassion, and Relief* (New York: Norton, 2000).

Chapman, C. Richard, 'A Passion of the Soul: An Introduction to Pain for Consciousness Researchers', *Consciousness and Cognition*, 8 (1999): 391–422.

Fields, Howard L., 'Setting the Stage for Pain: Allegorical Tales from Neuroscience', in Sarah Coakley and Kay Kaufman Shelemay (eds), *Pain and Its Transformations: The Interface of Biology and Culture* (Cambridge, MA: Harvard University Press, 2007): 36–61.

Foreman, Judy, *A Nation in Pain: Healing Our Biggest Health Problem* (New York: Oxford University Press, 2014).

Gatchel, Robert J., Yuan Bo Peng, Madelon L. Peters, Perry N. Fuchs, and Dennis C. Turk, 'The Biopsychosocial Approach to Chronic Pain: Scientific Advances and Future Directions', *Psychological Bulletin*, 133 (2007): 581–624.

Grahek, Nikola, *Feeling Pain and Being in Pain* (2nd edn., Cambridge, MA: MIT Press, 2007).

Kugelmann, Robert, 'Pain in the Vernacular: Psychological and Physical', *Journal of Health Pscyhology*, 5 (2000): 305–13.

Livingston, William K., *Pain and Suffering* (Seattle: IASP Press, 1998).

MacDonald, Geoff, and Lauri A. Jensen-Campbell, eds, *Social Pain: Neuropsychological and Health Implications of Loss and Exclusion* (Washington, DC: American Psychological Association, 2011).

Melzack, R., 'Evolution of the Neuromatrix Theory of Pain', *Pain Practice*, 5 (2005): 85–94.

Yale University Press, 1999).
Mann, Ronald D., *The History of the Management of Pain: From Early Principles to Present Practice* (Carnforth: Parthenon Publishing, 1988).
Merback, M.B., *The Thief, the Cross and the Wheel: Pain and the Spectacle of Punishment in Medieval and Renaissance Europe* (Chicago: Chicago University Press, 1999).
Merskey, H., 'Some Features of the History of the Idea of Pain', *Pain*, 9 (1980): 3–8.
Mills, Robert, ed., *Suspended Animation: Pain, Pleasure and Punishment in Medieval Culture* (London: Reaktion, 2006).
Morris, David B., *The Culture of Pain* (Berkeley: University of California Press, 1991).
Moscoso, Javier, *Pain: A Cultural History* (Basingstoke: Palgrave, 2012).
Perkins, Judith, *The Suffering Self: Pain and Narrative Representation in the Early Christian Era* (London: Routledge, 1995).
Pernick, Martin S., *A Calculus of Suffering: Pain, Professionalism, and Anesthesia in Nineteenth-century America* (New York: Columbia University Press, 1985).
Price, Douglas B., and Neil J. Twombly, *The Phantom Limb Phenomenon: A Medical, Folkloric, and Historical Study: Texts and Translations of 10th to 20th Century Accounts of the Miraculous Restoration of Lost Body Parts* (Washington, DC: Georgetown University Press, 1978).
Rey, Roselyne, *The History of Pain* (Cambridge, MA: Harvard University Press, 1998).
Van Dijkhuizen, Jan Frans, and Karl A.E. Enenkel, *The Sense of Suffering: Constructions of Physical Pain in Early Modern Culture* (Leiden: Brill, 2009).
Vertosick, Frank T., *Why We Hurt: The Natural History of Pain* (New York: Harcourt, 2000).
Yamamoto-Wilson, John R., Pain, *Pleasure and Perversity: Discourses of Suffering*

延伸閱讀

痛的歷史

Bending, Lucy, *The Representation of Bodily Pain in Nineteenth- century English Culture* (Oxford: Oxford University Press, 2000).

Boddice, Rob, ed., *Pain and Emotion in Modern History* (Basingstoke: Palgrave, 2014).

Bourke, Joanna, *The Story of Pain: From Prayer to Painkillers* (Oxford: Oxford University Press, 2014).

Bourke, Joanna, Louise Hide, and Carmen Mangion, eds, 'Perspectives on Pain', *19: Interdisciplinary Studies in the Long Nineteenth Century*, 15 (2012).

Cohen, Esther, *The Modulated Scream: Pain in Late Medieval Culture* (Chicago: University of Chicago Press, 2010).

Cohen, Esther, Leona Toker, Manuela Consonni, and Otniel Dror, eds, *Knowledge and Pain* (Amsterdam: Rodopi, 2012).

Dijkhuizen, Jan Frans van, *Pain and Compassion in Early Modern English Literature and Culture* (Cambridge: D.S. Brewer, 2012).

Dijkhuizen, Jan Frans van, and Karl A.E. Enenkel, eds, *The Sense of Suffering: Constructions of Physical Pain in Early Modern Culture* (Leiden and Boston: Brill, 2009).

Dormandy, Thomas, *The Worst of Evils: The Fight Against Pain* (New Haven: Yale University Press, 2006).

Hodgkiss, Andrew, *From Lesion to Metaphor: Chronic Pain in British, French and German Medical Writings, 1800–1914* (Amsterdam: Rodopi, 2000).

Jackson, S.W., *Care of the Psyche: A History of Psychological Healing* (New Haven:

奧斯勒圖書館 Osler Library
《煙花女子墮落記》*Harlot's Progress*
聖安傑洛 Santangelo, Paolo
《聖經武加大譯本》Vulgate
《聖德瑞莎的狂喜》*Ecstasy of Saint Teresa*
詹姆絲 James, E.L.
路易斯 Lewis, C.S.
達斯頓 Daston, Lorraine
《維托索》*The Virtuoso*
《維納斯・德・美第奇》*Venus de'Medici*
蓋里森 Galison, Peter
蓋倫 Galen
蓋勒 Gellar, Pamela
赫拉克勒斯 Heracles
《赫拉克勒斯之死》*The Death of Heracles*
《憂患之子》*Man of Sorrows*
《憂鬱的剖析》*The Anatomy of Melancholy*
摩根 Morgan, Conwy Lloyd
《調節過的尖叫》*The Modulated Scream*
《論人》*Treatise on Man*
《論自由》*On Liberty*
霍加思 Hogarth, William
龍勃羅梭 Lombroso, Cesare
彌爾 Mill, John Stuart
戴考森 Dijkhuizen, Jan Frans van
戴佛 Devor, Marshall
謝勒 Scheler, Max
薩克－馬索克 Sacher-Masoch, Leopold von
薩萊諾的莫惹斯 Maurus of Salerno
薩爾佩特里埃 Salpêtrière
薩德侯爵 Marquis de Sade
《醫學實作》*Praxis Medicinae*
邊沁 Bentham, Jeremy
《關於在遐想中使用激情》*De flagrorum usu in reveneria*
蘇西尼 Susini, Clemente

James
克拉夫特－埃賓 Krafft-Ebing, Richard von
利昂提奧斯 Leontius
《改頭換面的憐憫》Pity Transformed
杜布瓦－雷蒙 du Bois-Reymond, Emil
杜維明 Tu, Wei-Ming
汪達 Wanda
沃爾 Wall, Patrick
《沉思錄》*Meditations*
沙文律 Severin
沙可 Charcot, Jean-Martin
沙德威爾 Shadwell, Thomas
《男人》*Mard*
《角弓反張》*Opisthotonus*
貝尼尼 Bernini, Gian Lorenzo
貝爾 Bell, Charles
辛普森 Simpson, James Young
佩吉 Page, Gale
《卓越哲學家的生活》*Lives of Eminent Philosophers*
《受難的三張習作》*Three Studies for a Crucifixion*
《岡比西斯的審判》*Judgement of Cambyses*
帕雷 Paré, Ambroise
彼拉多 Pilate, Pontius
《彼得福音》Gospel of Peter
《承受疼痛的國家》*A Nation in Pain*
拉提姆 Latium
拉圖 Latour, Bruno
拉爾修 Laertius, Diogenes
波尼卡 Bonica, John
波吉宮 Poggi Palace
《物種起源》*Origin of Species*
芬妮 Fanny
《芬妮希爾》*Fanny Hill*
阿該亞人 Achaeans
哈克包特 Hackabout, Moll
哈里森 Harrison, Ann
哈斯凱爾 Haskell, Thomas
《客觀性》*Objectivity*
柏克 Bourke, Joanna
柏頓 Burton, Robert
派德菲爾德 Padfield, Deborah
科恩 Cohen, Esther
《穿著紅夾克的男人手腳跪地，手拿鞭子的著裝女子騎在他背上》*Man on all fours in red jacket with clothed woman riding him and holding a whip*
《穿貂皮衣的維納斯》*Venus in Furs / Venus im Pelz*
《苦修的自我》*The Ascetic Self*
《苦難感》*The Sense of Suffering*
庫格曼恩 Kugelmann, Robert
《格雷的五十道陰影》*Fifty Shades of Grey*

名詞對照表

丁姆斯戴爾 Dimsdale, J.E.
《七十士譯本》Septuagint
《人類的由來》*Descent of Man*
《十字架上的基督》*Christ on the Cross*
大德蘭 Teresa of Ávila
大衛 David, Gerard
大學學院醫院 University College Hospital
山本－威爾森 Yamamoto-Wilson, John
孔恩 Kuhn, Thomas
巴爾維爾先生 Mr. Barville
《心身醫學》*Psychosomatic Medicine*
戈柏格 Goldberg, Daniel
《方法論》*The Discourse on Method*
史考特 Scott, Joan
史奇亞維納多 Schiavenato, Martin
史迪尼諾維奇 Stilinović, Mladen
史納爾 Snarl
史蓋瑞 Scarry, Elaine
史賓賽 Spencer, Herbert
《尼采的死亡面具》*Death Mask of Nietzsche*
布魯歐斯 Breule, Gualterus
弗魯德 Flood, Gavin
札齊克 Zatzick, D.F.
《犯罪人》*The Criminal Man*
皮卡爾 Picart, Bernard
皮克斯 Picus
伍卓爾 Woodrow, Kenneth
休謨 Hume, David
吉拉尼 Al-Jeilani, Mohamed
《在性事中使用鞭笞論》*A Treatise of the Use of Flogging in Venereal Affairs*
《字典——疼痛》*Dictionary—Pain*
托格森 Torgerson, Warren
米切爾 Mitchell, Silas Weir
米勒 Miller, Carly
艾里克森 Erichsen, John Eric
艾里斯 Ellis, Havelock
艾森柏格 Eisenberger, Naomi
西薩尼斯 Sisamnes
伯巴拉 Berbara, Maria
伯克 Burke, Edmund
伯貝克疼痛計畫 Birkbeck Pain Project
佛爾曼 Foreman, Judy
克里奇頓－布朗 Crichton-Browne,

左岸｜心靈 374

痛：牛津非常短講 012

Pain: A Very Short Introduction

作　　者　羅伯・布迪斯 Rob Boddice
譯　　者　葉佳怡

總 編 輯　黃秀如
責任編輯　孫德齡
特約編輯　張彤華
校　　對　劉佳奇、劉書瑜
企畫行銷　蔡竣宇
封面設計　日央設計
內文排版　宸遠彩藝

出　　版　左岸文化／遠足文化事業股份有限公司
發　　行　遠足文化事業股份有限公司（讀書共和國出版集團）
　　　　　231 新北市新店區民權路 108-2 號 9 樓
電　　話　（02）2218-1417
傳　　真　（02）2218-8057
客服專線　0800-221-029
E-Mail　rivegauche2002@gmail.com
左岸臉書　https://www.facebook.com/RiveGauchePublishingHouse/
團購專線　讀書共和國業務部　02-22181417 分機 1124

法律顧問　華洋法律事務所　蘇文生律師
印　　刷　呈靖彩藝有限公司
初　　版　2024 年 2 月
定　　價　360 元
I S B N　978-626-7209-91-2（平裝）
　　　　　978-626-7209-75-2（EPUB）
　　　　　978-626-7209-74-5（PDF）

國家圖書館出版品預行編目(CIP)資料

痛：牛津非常短講12
羅伯 · 布迪斯(Rob Boddice)著；葉佳怡譯.
——初版——新北市：左岸文化出版：遠足文化事業股份有限公司發行, 2024.02
208面；14x20公分. ——(左岸心靈；374)
譯自：Pain: a very short introduction.
ISBN 978-626-7209-91-2(平裝)
1. CST: 疼痛　2.CST: 疼痛醫學
415.942　113000122